わかってきたかも!?「医療統計」

五十嵐 中＋佐條麻里＋髙瀬義昌●著

東京図書

Ⓡ〈日本複製権センター委託出版物〉

本書を無断で複写複製(コピー)することは、著作権法上の例外を除き、禁じられています。
本書をコピーされる場合は、事前に日本複製権センター(JRRC)の許諾を受けてください。
JRRC〈http://www.jrrc.or.jp eメール:info@jrrc.or.jp 電話:03-3401-2382〉

はじめに

みなさんこんにちは。先生役の、五十嵐 中（いがらし あたる）です。

2010年に出させて頂いた前著『「医療統計」わかりません!!』、おかげさまでご好評をいただき、続編をお届けできることになりました。まずは皆様に、感謝いたします。

「わかりません」を書いている際に、「もう少しページ数があれば？」「もう少し章の数を増やせれば？」と悩んだことは、一度や二度ではありません。
　もちろん対話式をやめて、計算式を省略できれば、載せられる情報は一気に増やせます。
　しかしそれでは、意味がない。「わかりません」が、「わかりません」のままで終わってしまう。

泣く泣く、内容をぐっと絞り込みました。情報は少ないけれど、もし次の機会があったら、それを補足できるような本をつくりたい？そんな思いを抱いておりましたので、今回続編をお届けできることは、私自身とても嬉しく思います。

盛り込んだ内容は、「わかりません」を発展させた話がメインです。全ページ対話式にして、可能な限り説明を加えながら計算を進めていくやり方は、今回も変わりません。
　ただし、少し高度な統計の話だけではなく、前回と同様に「統計」のまわりにある話、疫学やEBM，論文の読み方の話も最初と最後に組み込みました。

2011年の東日本大震災以降、さまざまな媒体で流された「数字」「情報」に触れるにつけ、「ものごとを数字で伝えること」の重要さと難しさをさらに痛感しました。
　「数字」はたしかに強力な武器ですが、使い方を誤ったり、わざと間違った使い方をすれば、いくらでも思い通りの結論が出せてしまいます。
　さまざまな数値を正しく解釈する、あるいは怪しさを見破るときには、統計だけでなく、この本に盛り込んだ「まわりにある話」がきっと役に立ちます。暮らしの中での「わかりません」にも、この本で得た知識が活かせることを、感じ取って頂ければと思います。

「わかりません」から「わかってきたかも」へ、少しでも多くの人の知識のステップアップに貢献できれば幸いです。

前著にひきつづき、本作りの機会を与えて頂いた奥村康先生（順天堂大学教授）、統計学に興味をもつきっかけを頂いた松原望先生（東京大学名誉教授）、「聞き手に伝わる授業をする」ことの重要性を教えて頂いた小島寛之先生（帝京大学教授）に、深く感謝いたします。
　そして、実際の本作りの際にずっと協力いただいた佐條麻里さん（東京大学薬学部大学院生）と髙瀬義昌先生（たかせクリニック）、遅筆の私を辛抱強く待って頂いた東京図書の故・須藤静雄さん・則松直樹さん・平塚裕子さんにも深く感謝申し上げます。
　ありがとうございました。

2012年4月　五十嵐 中

みなさんこんにちは。生徒役の、佐條麻里（さじょうまり）です。

前作「医療統計わかりません!!」では、嬉しい感想をたくさんいただき、ありがとうございました。

こうしてまた、続編を一緒に作らせていただくことになって、大変嬉しく思っています。

この本でも、前作で好評だった対話形式をとって、計算の仕方、その意味など、バッチリ教えてもらいました。

「前作で、統計の基礎的な考え方をみっちり教えてもらったし、今回は余裕かな？」なーんて思っていましたが、やはりそこは、統計劣等生のさじょーです。何度も「わかりません」を繰り返しながら、あたる先生に丁寧に説明していただきました。

前作の内容を発展させた、少し高度なお話もありますが、全く新しいお話も盛り込まれていますので、前作を読んだ方も、そうでない方も、楽しんで学べる内容だと思います。

一部、前作の復習も出て来ますので、みなさんも、ぜひ一緒に考えてみて下さいね。身に付いていることに感動するかもしれませんし、忘れていることに気付けるかもしれません。

今回は、論文の読み方など、より実践的な内容も含まれています。特にこれは、研究に従事している方々に役立つ内容だと思います。私も、普段は実験系の論文ばかり読んでいますが、臨床系の論文を読む際に、あたる先生に教えてもらって、大変助かりました。みなさんも、ぜひ、学んだ統計の知識を実生活に役立ててもらえればと思います。

最後になりましたが、本の制作を通して、私にたくさんの統計の知識と知恵を授けてくれた五十嵐中先生に感謝の気持ちでいっぱいです。また、一緒に学んだ髙瀬義昌先生、ずっとサポートし続けて下さった東京図書の故・須藤静雄さん・則松直樹さん・平塚裕子さんにも、感謝の念が絶えません。

ありがとうございました。

2012 年 4 月　佐條 麻里

「EBM とよくいわれるこの時代に「"統計"が大事なことはわかるんだけど…」と思いながら臨床現場をもっている医者は多くいると思われます。しかし、このような医師にとって、「どうやったらよいのか」、「どのように、一歩をふみだしたらよいのか」迷っているうちに、日常に流されてしまうことがしばしばだと思われます。

五十嵐中先生の前著『わかりません!!』を読んで、それらの医師の一員である私にとって「統計」が近いところにきた「気」がしてきましたが、急患対応など時間がない中で、実際に研究するという段階の前に、まず論文の「読み方」、「ナナメ読みの仕方」を習得することが必要だということに気がつきました。

その流れの中で、臨床研究の初心者でかつ最年長である私が「"統計の知識"と"論文の読み方"をハイブリッドする章を新しい本の中でつくるので手伝ってください」という五十嵐中先生のお話にもろ手を挙げて賛成し、「できの悪い生徒」の見本としてお手伝いさせていただくことになったわけです。

本書が、多くの臨床に携わる第一線の医師・看護師・薬剤師・介護福祉士などの職種で気軽に研究にとりくんでいただくための足がかりになり、活用されるならばなおいっそうありがたいと思います。

2012 年 4 月　髙瀬 義昌

Contents

はじめに　iii

第1章　どーして疫学？　　1
割合って？率って？比って？

- 1.0　はじめに　　2
- 1.1　本当に効くの？の話？　　3
- 1.2　割合と率と比　　4
  - 1　割合は「分子が分母に含まれる」　　4
  - 2　率は「ちょっとずらした。もう片方は？」　　7
  - 3　比は「分子が分母に含まれない」　　8

第2章　「減つた」「効いた」の表現法　　11
― RR？ ARR？ NNT？

- 2.0　はじめに　　12
- 2.1　リスク比って何だっけ？　　13
- 2.2　リスク比の、さらに一歩先…　　13
- 2.3　RRRとARR？　　15
- 2.4　同じリスクでも、大違い…　　17

第3章　多重比較とアウトカム　　21
チリも積もれば、無視できず

- 3.0　はじめに　　22
- 3.1　有意水準5%って？　　23
- 3.2　5%以下なら、どうなるの？　　23
- 3.3　チリも積もれば…多重比較！　　25
- 3.4　多重比較？多重比較法？　　27
- 3.5　複雑なのは、偉くない。　　28

第4章 ANOVAと多重比較法　　31
「どこか」に差がある？あるならどこに？

- 4.0　はじめに …………………………………………… 32
- 4.1　ANOVA〜「どこか」に差はある？ …………………… 33
  - 1　多重比較、さてどうする？　33
  - 2　一元配置分散分析（ANOVA）　35
  - 3　グループ間とグループ内のばらつきを評価　36
  - 4　グループ間のばらつきはどのくらい　40
- 4.2　「有意差あり」…どこで？ …………………………… 42

第5章 重回帰　　47
値がズレた、誰のせい？

- 5.0　はじめに …………………………………………… 49
- 5.1　1対1？ n対1？ …………………………………… 50
- 5.2　重回帰の基本 ……………………………………… 51
  - 1　重回帰は「1つを動かして、残りすべてを固定する」　51
  - 2　偏回帰係数の「読み方」　53
- 5.3　重回帰の料理法 …………………………………… 54
  - 1　どのくらい説明できてるの？　57
  - 2　分散分析表を読んでみよう　58
  - 3　偏回帰係数を読んでみよう　59
  - 4　読む所がわかれば、式は単純に　61

第6章 ロジスティック回帰　　65
あるなしデータも、予測がしたい！

- 6.0　はじめに …………………………………………… 67
- 6.1　予測する相手は？ ………………………………… 68
  - 1　「あるなしデータ」は予想できる？　68
  - 2　「0と1」を、「−∞から＋∞まで」へ！　69
  - 3　ロジスティック回帰式を立てよう　70
- 6.2　ロジスティック回帰係数の「ふしぎ」 ……………… 71
  - 1　オッズ比との密接な関係　71
  - 2　計算するときれいな式に！　72
  - 3　回帰係数からオッズ比が！　74
- 6.3　ロジスティック回帰の料理法 ……………………… 74
  - 1　料理は統計ソフトで　74
  - 2　モデルのあてはまり度をみる　77
  - 3　できあがりを読んでみよう　78

第7章 生存時間解析　83
「ある・なし」＋「いつ」＝生存時間解析！

- 7.0 はじめに …………………………………… 84
- 7.1 「時間の予測」って？ …………………………… 85
- 7.2 生存曲線を描く ………………………………… 88
- 7.3 生存曲線の検定 〜ログランク検定〜 …………… 92
  - 1 イベント発生順の表を書く　92
  - 2 イベントの発生確率を計算する　94
  - 3 合計スコアを評価する　96
- 7.4 複数の要因があるとき〜Coxの比例ハザードモデル〜 … 99
  - 1 ハザード関数を読もう　101

第8章 ノンパラメトリック法1　105
セレブがいても大丈夫！

- 8.0 はじめに …………………………………… 106
- 8.1 暗黙の了解… ……………………………… 107
  - 1 正規分布に従うかどうかを検定する　108
- 8.2 平均値？中央値？ ………………………… 110
  - 1 平均値泣かせの外れ値　110
  - 2 外れ値につよい中央値　112
- 8.3 ノンパラメトリック法その1―ウィルコクソンの順位和検定― … 115
- 8.4 ウィルコクソンの順位和検定の正規近似 ……… 120
- 8.5 まとめと注意…ウィルコクソンの仲間たち …… 123

第9章 ノンパラメトリック法2　127
あるなしデータも、ノンパラで！

- 9.0 はじめに …………………………………… 128
- 9.1 またまた、ウィルコクソン？ ………………… 129
- 9.2 カテゴリカルデータの「順位」って？ ………… 132
- 9.3 同順位があるときの分散は？ ……………… 136
- 9.4 ノンパラメトリックな相関係数 ……………… 139
- 9.5 ノンパラメトリックな「生存分析」 …………… 143
- 9.6 まとめ ……………………………………… 145

第10章 感度と特異度、ROC曲線　　149
検査の精度、何で見る？

- 10.0　はじめに …………………………………………… 151
- 10.1　感度と特異度、陽性的中率と陰性的中率 ……… 151
- 10.2　検査の問題？ 選び方の問題？ …………………… 154
- 10.3　検査の性能の測り方 ……………………………… 157
- 10.4　完全な検査？ 無意味な検査？ …………………… 161
- 10.5　ROC曲線を描いてみよう ………………………… 164
- 10.6　おわりに …………………………………………… 166

第11章 論文の読み方　　169
論文読み方、わかりません!!

- 11.1　はじめに …………………………………………… 170
- 11.2　ペコしましょう！ ………………………………… 171
- 11.3　研究デザインも忘れずに ………………………… 175
- 11.4　Resultsを読もう ………………………………… 176
  - 1　オッズ比は？　176
  - 2　副次的なアウトカムは？　178

第12章 続・統計の限界と誤用　　180
やっぱり間違いは、少ない方がいい

- 12.0　はじめに …………………………………………… 181
- 12.1　後出しじゃんけんはダメ！ ……………………… 182
- 12.2　試行錯誤はいいことだけど… …………………… 184
- 12.3　「いいとこ取り」には要注意！ …………………… 187
- 12.4　回帰係数の「新しいワナ」 ………………………… 188
- 12.5　統計の、その先に…アウトカムの種類 ………… 190
- 12.6　おわりに …………………………………………… 193

付表1　F分布表　194　　　　索引　198
　　2　ウィルコクソン順位和検定　196

第1章 どーして疫学?

割合って? 率って? 比って?

この章のねらい

最初のこの章では、純粋な統計ではなく、「疫学」の考え方を学習します。

疫学とは、「この薬は、この病気に効くのかどうか？」「ある生活習慣を続けると、この病気にかかりやすくなるのかどうか？」を評価するものです。疫学の基礎的な知識を理解しておくと、さまざまな統計手法の違いを考える際に、大いに役に立ちます。

この章では、日常でも良く使われる「割合」「率」「比」に焦点を当てて、その意味の違いと、どのような時に使うのかを学びます。

次章以降でも、「割合」「率」「比」は繰り返し登場します。それぞれの使い分けを理解することが、この章の狙いです。

いつ使うの？

論文を読む際に、「割合」「率」「比」どの数値を評価しているのかを正しく区別できると、研究の内容・そこで使われている統計手法を理解しやすくなります。

例題

割合と率と比

以下にあげるさまざまな数値は、「割合」「率」「比」のどれに相当するか？

1. 胃がん発症に対する飲酒の有無の「オッズ比」
2. ある町の人口の「男女比率」
3. スポーツチームの「勝率」
4. 肺がんの「有病率」
5. 肝臓がんの「罹患率」
6. テレビのタテとヨコの「比」
7. 気温の「逓減率」
8. 所得税の「税率」
9. 薬の「有効率」
10. 「円周率」

1.0 はじめに

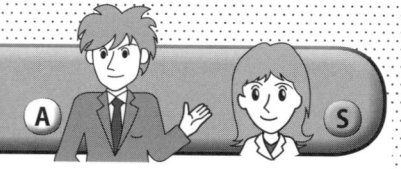

A おはようございます！

S さじょーさん、お久しぶりです！

A 今まで、統計の話はどこかで習いましたか？

S お久しぶりです！ また、よろしくお願いします！

A 前回の『「医療統計」わかりません！！』14回で、ある程度の基礎知識は身についたでしょうか？

S はい！ でも、まだまだ「わかりません」が多いです…

A そうですね。今回は、前回、話しきれなかったことを中心に、また問題を解きながら進めていきましょう。

S うーんと、より専門的な統計になるんでしょうか？

A もちろん、少し高度な統計の話も含みますが、医療統計の「お隣さん」のような、違う分野のお話も混ぜていきたいと思います。

S はーい。前回の話は理解してないとダメですか？

A いや、忙しい方もいると思うので、できる限りこの本だけでも理解してもらえるように、丁寧にお話ししていきます！

S わーい、よろしくおねがいします！

1.1 本当に効くの？の話？

A 『わかりません!!』の最初には、何の話をしましたっけ？

▶『「医療統計」わかりません!!』参照。
以降この本では『わかりません!!』と表記します。

S えーと、「飲んだ・治った・効いた！」じゃダメって話でした。

A そうですね。薬に限らず、手術にせよ何にせよ、どんな医療技術でも「誰か1人にやってみたら効いた」だけでは、効いた証拠にはならないですよね。

S だから、薬を飲ませた人と飲ませない人を比較したり、病気になった人とならなかった人それぞれに生活習慣を聞いてみたり、さまざまな研究が必要になるんですね。

A その通りです。さまざまな研究をやってみて、ある程度数字を含んだ結果が出たら…。

S 単なる偶然なのか、それとも本当に差があったのかを、統計で評価します。

A それが検定ですね。そして、「今回の実験ではこのくらいの差が出たけど、本当の差はどのくらいなのかな？」を幅を持たせて見積もるのが推定でした。

S 「差があるかどうか」を口ゲンカして決めるんじゃなくて、数字を使って評価するのが、統計なんですよね。

A とっても大事なことですね。でも、前回の最後の章でお話しした通り、統計だけでは判断できないこともあります。

S どんなことですか？

A 統計で「差は偶然でない」と分かることと、それが本当に臨床的に重要なのか、もっと言えば「患者さんにとって嬉しいかどうか？」は、あくまで別ですよってことです。

■ EBM
Evidence-based medicine
（科学的根拠に基づく医療）

S 前回の最後で聞きました。EBMってやつでしたっけ？ 何となくはわかったけど、ちょっと駆け足だったかな…。

A そうですね。統計の話がメインですと、なかなか「統計で示せた後、どうしたらいいの？」という話まではできないんですね。今回も統計から始めると同じことになっちゃうので、敢えて「本当に効くの？」の話から始めましょう。

S はーい。

A 薬に限らず、何かの医療技術や生活習慣が、「病気に効くか効かないか」「病気の発症に関係があるかないか」を、集団に対して評価する学問を、「疫学」と呼びます。

疫　　学
「病気に効くか効かないか」「発症に関係あるかないか」を集団に対して評価する学問

S うーん、何か難しそう…

A ご安心ください！ ひたすら疫学の話をするわけじゃなくて、最低限の「これだけは！」に絞ってお話ししますので、少しおつきあいを…。

S わかりました！

1.2　割合と率と比

1　割合は「分子が分母に含まれる」

A 前回と同様、難しい話をする前に、まずは簡単な言葉の意味から始めましょう。

S 前は「偏差値」でしたよね。今回は何でしょう？

A 今回は、もっと簡単にいきましょう。「**割合**」と「**率**」と「**比**」って、説明できますか？

S え!?　どれもふだんよく聴くけど…うーんと、割合は、パーセントみたいなもので、aとbの率は…???　aとbの比は、$\frac{a}{b}$とか

$\dfrac{b}{a}$ かな？ でもあらためて聞かれると、よく分かりません。この3つの言葉って、意味違うんですか？

(A) もちろん！ ちゃんと、定義があるんですよ。疫学では、**この3つの違いはかなり重要**なんです。

(S) どれも同じだと思ってました…どんな違いがあるんでしょうか？

(A) 順番にいきましょう。まずは**割合**です。

(S) はい。割合は小学校でやったけど、ちゃんとした定義は全然知りません…。

(A) **割合は、「分子が分母を含んでいるもの」のときにだけ**、使えるんですね。

割　合（proportion）
分子が分母を含む（分子が分母の一部である）ときに使用可能

(S) 分子が分母を含む？

(A) 例えば、「ある町の男性のうち、『メガネ男子』の割合」なんかを考えてみましょうか。人口が1万人で、男性が5,000人、メガネ男子が1,500人だったとしたら、「男性のうちメガネ男子の割合」、どうやって計算しますか？

(S) 正しい定義はよくわかりませんけど、普通に考えれば「町に住むメガネ男子の人数」÷「町に住む男性の総人数」でしょうか？ 1500人÷5000人で、0.3？

(A) その計算で合ってますよ。このとき、分子が「町に住むメガネ男子の人数」、分母が「町の男性の総人数」なわけですが…。

(S) あ、そうか！ 「町に住むメガネ男子」1500人は、必ず「町の男性」5000人に含まれるわけだから、「分子が分母に含まれる」ってことになるんですね？

(A) よくできました！ 今の例のように、**割合（proportion）は分子が分母に「全て含まれる」ことが必須**です。当然、分子と分母は単位が同じである必要があります。例えば「男子100**人**中10**人**はメガネをかけている」とか、「収入100**万円**のうち、15**万円**は税金で持って行かれる」とかですね。

■割合（proportion）

第1章 どーして疫学？

🄢 前者ならメガネをかけている人の割合が $\frac{10人}{100人} = 0.1$, 後者なら、収入のうち税金の割合が $\frac{15万円}{100万円} = 0.15$ ってことですかね？

🄐 はい。どちらも、単位は分母と分子でキャンセルされますので、**割合は必ず単位なし、すなわち「無次元」になります。**

> **Point**
>
> 割合 　分子が分母に含まれる → 必ず無次元

🄢 なるほど…あれ？　でも後者の例って、税金の割合が15%ってことですよね？　これって、普通に「税『率』15%」って言っちゃうような…。

■有病率
（prevalence rate）
　ある時点で、病気にかかっている人が何人いるかを示す指標を「有病率」とよびます。通常は、「10万人あたり○○人」などの単位で表現されます。
　<u>病気にかかっている人</u>／<u>全体</u>
なので、この数値も「有病割合」が適切なのですが、慣用的に「有病率」と表現されます。
　有病率と対をなす概念に「罹患率 (incidence rate)」があります（次ページ注釈参照）。

🄐 いいところに気がつきましたね。「税率」は、「税金の額÷収入の額」。他に同じような例として「勝率」は、「勝った試合数÷総試合数」。「実験の成功率」は、「成功した回数÷総実験回数」。いずれも、分子が分母に含まれますので、うるさく言えば「税『割合』」「勝『割合』」「成功『割合』」になるんですよ。とっても語呂が悪いですけど…。

🄢 ぜんぜん気にせずに、『率』って言っちゃってました。

🄐 言葉として定着しちゃってるので、仕方ないですね。ちなみに前の本で、「割合の検定」「割合の信頼区間」って表現してたのは、こっそりこの意味に忠実に使っていたんですよ。

🄢 「100人中48人が『内閣を支持する』って答える」でしたっけ…これも、分子の48人は分母の100人に含まれるから、割合が正しいんですね。なら、支持率じゃなくて、支持割合？

🄐 疫学的には、そうなりますね。日常出てくる「○○率」って言葉で、実際には割合の意味で使われているものはかなり多いです。もう1つおまけに、「分子が分母に含まれる」ので、割合には上限と下限があります。いくつだか、分かりますか？

🄢 上限と下限…メガネ男子で考えると、メガネ男子が1人もいない場合は、割合はゼロ。男性全員がメガネ男子なら、割合は1。だから、0から1の間ってことですか？

🄐 その通り、**「割合」は必ず0から1の間の数値をとります。**もちろん、「割合は0から1の間の数値になる」であって、「0から1の間の数値なら必ず『割合』を表す」じゃないので、注意しましょうね。

> **Point**　割合は必ず0から1の間の数値をとる

(S)　わかりました！　じゃあ、正しい意味での率ってなんですか？

2　率は「ちょっとずらした。もう片方は？」

(A)　はい。でしたら、正しい意味での「率」についてお話ししましょう。「**率（rate）**」は、「**一方を1単位だけ変化させたとき、他方がどの程度変化するか？**」を表す値です。

■率（rate）

> **率（rate）**
> 「一方を1単位だけ変化させたとき、
> 他方がどの程度変化するか？」を表す

(S)　単位??　変化??

(A)　これも、例を出しましょう。人口10,000人の町で、1年間に人口が500人増えたとします。このとき、人口増加率はどうやって計算しますか？

(S)　1年間で500人増えたから、500 ÷ 10,000 ＝ 0.05 で、1年あたり5%ですか？

(A)　そうですね。詳しく見ますと、「時間を1単位（1年）ずらすと、人口が500人変化する」ってことになります。

(S)　あ、「一方」は時間で、「他方」は人口になるんですね？

(A)　その通りです。率の分母は時間に関係することが多いですね。「出生率」や「罹患率」なんかがあてはまります。

(S)　えっと、時間じゃないといけないんでしょうか？

(A)　いや、時間じゃなくても大丈夫ですよ。例えばタクシーの運賃は、距離が長くなると上がっていきますよね。「300m走ると80円上がる」も、立派な「率」です。

　あるいは山登りやダイビングの、「100m高くなると気温が0.65℃下がる」「10m潜ると1気圧上がる」なども、まさに「率」になります。

■罹患率
（incidence rate）
　一定の時間中で、「新しく」病気にかかった人が何人いるかを示す指標を「罹患率」とよびます。通常は、「1年間で10万人あたり〇〇人」などの単位で表現されます。
　前ページの有病率とは異なり、こちらは「時間を1単位ずらしたときに、何人新しく病気にかかるか？」を評価しているので、正しい意味での「率」に分類されます。

第1章　どーして疫学？

(S) 「1単位ずらすと、どれだけ変わる？」が鍵なんですね。

(A) はい。そして率の場合は、分母と分子は単位が違っても大丈夫です。むしろ、違うことがほとんどです。

> **Point**
> | 率 | 分子と分母は単位が違うことが普通 |

(A) 単位が違うから、「1**年**あたり500**人**増える」とか、「10m あたり1**気圧**上がる」とか、単位の記述が残るわけですね。
そして率は違うものの比較ですので、割合と違って0から1になる必要はなく、**どんな値でもとりえます。**

(S) わかりました！

3 比は「分子が分母に含まれない」

■比 (ratio)

(A) 最後に、「比 (ratio)」の話をしましょう。割合は「分子が分母に含まれる」でしたが、比は違います。

(S) 違うってことは、**分子が分母に含まれない？**

> 比 (ratio)
>
> 分子が分母に含まれない（分子と分母は別のもの）

(A) はい。例えば、「メガネ男子とメガネをかけてない男子の比」はどうなるでしょうね？

(S) えーと男性が 5,000 人でメガネ男子が 1,500 人。メガネをかけてない男子は 5,000 － 1,500 ＝ 3,500 だから、$\frac{1,500}{3,500}$ ＝ 0.42 でしょうか？

(A) そうですね。この場合、分子がメガネ男子、分母が非メガネ男子ですから、明らかに分子は分母に含まれません。

(S) さっきの割合は、「男子全体の中でのメガネ男子の割合」だから、分母が分子に含まれる。今度の比は、「メガネ男子と非メガネ男子の比」だから、分子が分母に含まれないんですね。

(A) 分かってきましたか？ 分子が分母に含まれない例としては、「テレビのタテとヨコの比」などが考えられますね。また少し複雑になりますが、「A町のメガネ男子割合と、B町のメガネ男子割合

の比」なども考えられます。

S 最後のは、どういうことでしょう？

A A町では男子5,000人中1,500人がメガネ男子。B町では男子4,000人中800人がメガネ男子。このとき、それぞれのメガネ男子割合はどうなりますか？

S それなら簡単です。A町が1,500÷5,000＝0.3、B町が800÷4,000＝0.2ですよね。

A では、2つの比は？

S そうか！ 0.3÷0.2で、1.5ってことですね。この場合も、分子はA町の割合、分母はB町の割合だから、「分子が分母に含まれない」ってなるんだ！

A 前回の本ですと、**「リスク比」や「オッズ比」**がまさにこの例ですね。例えばリスク比ですと、「新薬を飲んだ人のリスク」と「既存薬を飲んだ人のリスク」を割り算しています。

S そうか、分母と分子が違うものだから、まさに「比」ですよね。

> **Point**
> リスク比・オッズ比
> 「介入群のリスク（オッズ）」を「対照群のリスク（オッズ）」で割り算 → 分子が分母に含まれない、まさに「比」！

A はい。通常は、「タバコを吸っている人と吸わない人とで、どれだけ肺がんのかかりやすさに差があるか？」などを評価する際に、この比をよく使います。また比も、分子と分母が違うものですから、**どんな値でも取りえます。**

> **Point**
> 割合：0から1まで
> 比と率：どんな値でもとりうる

S なんとなくや「割合」や「率」や「比」を使ってきましたけど、ようやく使い分けが分かってきました。

A あまりにも一般的な言葉なので、かえって違いを気にしなくなってしまうんですよね。次の章では、「リスク比」や「オッズ比」を復習しつつ、「本当に効いたの？」の評価に必要な数値の出し方をお話ししていきましょう。 ◀ 復習しよう！

第1章 どーして疫学？

第1章　例題の解答

以下にあげるさまざまな数値は、「割合」「率」「比」のどれに相当するか？

1. 胃がん発症に対する飲酒の有無の「オッズ比」
2. ある町の人口の「男女比率」
3. スポーツチームの「勝率」
4. 肺がんの「有病率」
5. 肝臓がんの「罹患率」
6. テレビのタテとヨコの「比」
7. 気温の「逓減率」
8. 所得税の「税率」
9. 薬の「有効率」
10. 「円周率」

---

1. 比　　（飲酒ありのオッズ÷飲酒なしのオッズ）
2. 比　　（男性人口÷女性人口）
3. 割合　（勝ち試合数÷全試合数）
4. 割合　（肺がん患者数÷全人口）
5. 率　　（1年当たりの肺がん発症者数）
6. 比　　（タテの長さ÷ヨコの長さ）
7. 率　　（100mあるいは1000mあたりの温度低下）
8. 割合　（税金額÷所得の金額）
9. 割合　（効いた患者数÷投与した患者数）
10. 比　　（円周の長さ÷直径）

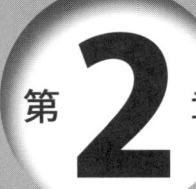

第2章 「減った」「効いた」の表現法
― RR? ARR? NNT?

この章のねらい

この章では、研究結果のさまざまな表現法と、その求め方を学びます。

同じ研究結果でも、その結果の記述の仕方は「リスク比・相対リスク RR」「相対リスク減少 RRR」「絶対リスク減少 ARR」「治療必要人数 NNT」など、多くの方法があります。

それぞれの方法の特性と、メリット・デメリットを、この章で学びます。

研究結果がどの数値で表現されているのかを正しく理解できていないと、結果を過大あるいは過少評価してしまうことにつながります。

表現法とその計算法を学ぶことは、論文の結果を評価すること、あるいは自分の研究結果を正しくつたえるために、とても重要です。

いつ使うの？

「リスク比・相対リスク」「相対リスク減少」「絶対リスク減少」「治療必要人数」のどの数値が使われているのかを読み取れること。

また、ある数値から他の数値への換算ができることは、論文を正しく理解するためには不可欠です。

例題　相対リスク・絶対リスク

心血管疾患に対するアスピリンの予防効果を評価するため、1000人の被験者を500人ずつ2に分けて、介入群にはアスピリン、対照群にはプラセボを投与した。
結果は以下の通りであった。

	心血管疾患		
	発症あり	発症なし	合計
アスピリン群（介入群）	40人	460人	500人
プラセボ群（対照群）	60人	440人	500人

1. アスピリンのプラセボに対するリスク比RR・相対リスク減少RRR・絶対リスク減少ARR・治療必要人数NNTを、それぞれ計算せよ。

2. 心血管疾患の発症人数が以下の人数だった場合の、相対リスク減少RRRと絶対リスク減少ARRを計算せよ。
    1) アスピリン群200人・プラセボ群300人
    2) アスピリン群2人・プラセボ群3人

2.0　はじめに

S　おはようございます！

A　さじょーさん、おはようございます。前回の話はいかがでしたか？

S　うーん、比と率と割合、違いなんてまったく意識したことなかったから、ちょっと驚いたけど、でもなんとなくわかってきたかな？

A　なかなか聞く機会の少ない話ですけれど、知っておけば理解が深まるかなと思います。

S　今日は、どれについての話でしょう？

A　今日は、「比」の代表格、前回も出てきたリスク比の話をもう少し深めていきましょう。

2.1 リスク比って何だっけ？

(A) まずは、知識の再確認からいきましょう。もちろん「そんなの知らない」って方は、今回新しく覚えれば大丈夫ですよ。オッズ比もリスク比も、介入群と対象群とで「リスクの比」「オッズの比」を出すことになります。

◀ 介入群・対照群
（『わかりません!!』第1章参照）

(S) 「介入群のリスクやオッズ」を「対照群のリスクやオッズ」で割るんですよね。
　分子が介入群のリスクやオッズ、分母が対照群のリスクやオッズってことは、分子が分母に含まれないから、「比」でいいんだ！

(A) そう、使い分けがわかってきましたか？　では、リスクとオッズの求め方は？

(S) えーと、リスクが「イベントが起きた人数」÷「全体の人数」、オッズが「イベントが起きた人数」÷「イベントが起きなかった人数」でしたっけ？

リスク	「イベントが起きた人数」÷「全体の人数」
オッズ	「イベントが起きた人数」÷「イベントが起きなかった人数」

(A) よくできました！　そして「リスク」には悪い意味は何もなくて、救命とか薬が効くとか、よいイベントでも定義できるので、注意しましょうね。

◀ よいイベントでも「リスク」です

(S) はーい、それもちゃんと覚えてます！

(A) では、少し具体例を出して、新しい話に入っていきましょう。

2.2 リスク比の、さらに一歩先…

(A) 前回の本でもお話しした、アスピリンの心血管疾患予防効果に関する表をもう一度出してきました。1000人の被験者を500人ずつ2群に分けて、介入群にはアスピリン、対照群にはプラセボを投与しました。そして心血管疾患の発症数は、以下のようになりました。

	心血管疾患		
	発症あり	発症なし	合計
アスピリン群（介入群）	40 人	460 人	500 人
プラセボ群（対照群）	60 人	440 人	500 人

(S) アスピリン群では 40 人、プラセボ群では 60 人が心血管疾患を発症してるから、アスピリン群のリスクは 40 ÷ 500 ＝ 8.0%，プラセボ群のリスクは 60 ÷ 500 ＝ 12.0% ですね。

だから、リスク比は「アスピリン群のリスク」÷「プラセボ群のリスク」で、8.0% ÷ 12.0% ＝ 0.66！　これでいいですか？

(A) 先回りしていただきましたね！　ありがとうございます。

さて、さじょーさんに計算して頂いた**リスク比**（risk ratio: RR）、いくつか別名がありまして、**相対リスク**もしくは**相対危険度**（relative risk: RR）とも呼びます。論文ではただ "RR" とだけ書いてあることもしばしばですから、注意しましょう。

■リスク比
（risk ratio：RR）
相対リスク、相対危険度
（relative risk：RR）ともいう

(S) どちらにしても RR だけど、呼び方が 2 つあるんですね。

(A) はい。ややこしいのですが、ここにさらに R をつけた **RRR**、すなわち「**相対リスク減少**（relative risk reduction: RRR）」という値が定義されています。

■相対リスク減少
（relative risk reduction：RRR）

(S) どうやって、計算するんでしょう？

(A) もし両群でリスクが変わらなければ、相対リスク＝リスク比はもちろん 1 ですよね。RRR は、1 からリスクがどれだけ減少したか？すなわち、「1 － 相対リスク RR」で定義します。

RRR	1 － 相対リスク（RR） 1からリスクがどれだけ減少したかを表す

(S) 今回なら、1 － 0.667 ＝ 0.333 つまり 33% ってことですね？

(A) その通りです。言葉に直すと、どうなりますか？

(S) 「アスピリンを投与すると、プラセボと比較して心血管発症のリスクが 33%減少する」ってことでしょうかね？

(A) その通り、「33%減少」となります。なお、生活習慣とか、放射線への曝露なんかで、リスクが大きくなるときは、「**過剰相対リスク**（excess relative risk: ERR）」と表現することもあります。この場合は「1 － 相対リスク」ではなくて、「相対リスク － 1」で計算し

ます。例えば、たばこを吸う人と吸わない人とで、肺がんの発症に関するリスク比が 4.0 ならば、過剰相対リスクは 4.0 − 1.0 ＝ 3.0 と表現します。

(S) わかりました！

2.3 RRRとARR？

(A) さて、リスク比について、少し切り口を変えた値があります。それが、**絶対リスク減少**（Absolute Risk Reduction: **ARR**）です。

(S) RRR が相対リスク減少、ARR が絶対リスク減少なんですね。ARR の計算方法は？

(A) "絶対"の言葉から想像がつくかもしれませんが、こちらはリスクの比をとるのではなくて、**リスクそのものの引き算**をします。

■絶対リスク減少
（Absolote Risk Reduction : ARR）

ARR	（A のリスク）−（B のリスク） リスクそのものの引き算

(S) 割り算ではなくて、引き算？

(A) 相対リスクの計算では、「8%÷12%」を最初に計算していました。ARR は、「リスクがいくつ減った？」を引き算で出します。

(S) 12%−8%で、4%の減少ってことですね？

(A) その通り。「対照群のリスク−介入群のリスク」で定義できます。こちらも、言葉に直すと…。

(S) 「アスピリンを投与すると、プラセボと比較して心血管発症のリスクが 4%減少する」…。あれ、値は違うけど、さっきと同じ言い回しになっちゃいました。

(A) そう、ここがとくに注意すべきところなんです。
「アスピリン群が 8%、プラセボ群が 12%」という同じデータでも、RRR をつかえば「33%減少」、ARR をつかえば「4%減少」と、まったく違う値になってしまいます。「リスクを●●%減らす」という表現に出会ったときには、それが RRR なのか、ARR なのか、必ずチェックしないといけませんよ。

◀ リスクの減少を見るときは RRR か ARR かをチェック

(S) わかりました…。自分で記述するときは、どちらを使えばいいん

でしょう？

A よい質問ですね。結論から言いますと、**エビデンスを正しく伝えるには、ARR のほうがより適切**です。

> **Point**
> エビデンスを正しく伝えるには
> RRR よりも ARR

S この場合なら、「12％－8％で4％の減少」でしょうか？ どうして、こちらの方が適切なんでしょう？

A ARR の方が、臨床的な重要性の違いをちゃんと表現できるんです。こんな例を考えてみましょう。各群の被験者数 500 人ずつは不変として、イベント（心血管疾患）が起きた人数を

1) アスピリン群 200 人（40％） vs. プラセボ群 300 人（60％）
2) アスピリン群 40 人（8％）   vs. プラセボ群 60 人（12％）
3) アスピリン群 2 人（0.4％） vs. プラセボ群 3 人（0.6％）

と動かしたとします。それぞれについて、絶対リスク減少 ARR と、相対リスク減少 ARR を計算できますか？

S ARR は、「プラセボ群のリスク－アスピリン群のリスク」でいいから… 1) が 60 － 40 ＝ 20％。2) が 12 － 8 ＝ 4％。3) が 0.6 － 0.4 ＝ 0.2％ですよね。

RRR は、「1 －アスピリン群のリスク÷プラセボ群のリスク」だから…。あれ、1) も 2) も 3) も、1 － 0.667 ＝ 0.33、33％になっちゃいますか？

A そこがポイントなんですね。1) と 2) と 3)、臨床的な重要性はどうですか？

S もちろん、1) ならアスピリンはすごく重要ってことになりますが、3) なら、プラセボでもあまり変わらないってことになりますよね。

A はい。臨床的な重要性は、1) と 3) では大きく違ってきます。ところが相対リスク RR や相対リスク減少 RRR は、どの状況でも「33％減少」となり、違いを適切に表現できません。

S 絶対リスク減少 ARR なら、1) が 20％減少、3) が 0.2％減少と、ちゃんと差が出せるってことなんですね。わかりました！

> **Point**
> 臨床的な重要性の大小をより的確につたえられるのは、
> 「比」でなく「差」で表す絶対リスク減少 ARR

2.4 同じリスクでも、大違い…

A 前回の本でも少し触れましたけれど、とくに新聞記事などで、「●●を食べるとがんのリスクが××％上昇！」などと、センセーショナルに書き立てているのをよく目にします。

S そのときのリスクって、やっぱり相対リスクなんでしょうか？

A 多くの場合、相対リスク減少もしくは過剰相対リスクで表現されています。ただ、わかって書いているのか、それとも書いている人も理解していないのかはともかくとして、「がんのリスクが20％上昇！」とただ書かれてしまうと、何となく絶対リスクが20％変化したように誤解されてしまうんですね。

S 本当は1％が1.2％とか、2％が2.4％になっただけなのに、1％が1＋20＝21％になったように誤解されちゃうってことですか？

A はい。あるいは「リスクの絶対値が20％になった（1％→20％）」と誤解されたりもします。
　実際のデータでは「1万人に5人」が「1万人に6人」になっただけなのに、あちこちで引用されたり転載されたりするうちに、「5人に1人ががんになる！」などと煽り立てられてしまうことはよくあります。良きにつけ悪しきにつけ、**「リスク」を評価する際にはまずARRを考える**癖をつけましょう。

Point　「リスク」を評価する際にはまずARR

S ARRの方がより正しく重要性を伝えられるのは、わかったかも…。でも、「何％が何％」って、やっぱりわかりづらいような…。

A その通り、どうしても確率の考えが入ってしまいますと、イメージするのは難しくなっちゃいますね。そこで、ARRと対をなす概念があります。それが、NNTです。

S NNT？

A NNTの出し方は、とても簡単です。**ARRの逆数**をとります。

| NNT | $\frac{1}{ARR}$ （ARRの逆数） |

■治療必要人数
（Number Needed to
Treat : NNT）

(A) さっきのアスピリンだと、どうなりますか？

(S) ただ、逆数をとればいいんですか？ なら、ARR が 12％－8％ ＝ 4％だから、1 ÷ 4％＝ 1 ÷ 0.04 で、25 ？

(A) そうです。この 25 が、**NNT** です。NNT は Number Needed to Treat, すなわち、「**治療必要人数**」と訳されます。

(S) ??? なんでいきなり、人数？

(A) 今まで「リスク」だったから、ちょっと意外な感じですよね。でも、「人数」には、ちゃんと意味があるんですよ。

(S) うーん…。

(A) 計算してもらった NNT は、25 でしたよね。両群に割り付けられた被験者数は、それぞれ 500 人ずつでしたけど、それぞれ 25 人だとすると、心血管疾患の発症者数はどうなりますか？

(S) 発症割合は、同じだとすれば…。アスピリン群が、25 × 0.08 ＝ 2 人発症。プラセボ群が、25 × 0.12 ＝ 3 人発症ですね。

(A) そうですね。すると、両群のイベント発症人数の差はどうなりますか？

(S) 3 人と 2 人だから、ちょうど 1 人です。

(A) 「ちょうど 1 人」が、ポイントなんですよ。「治療必要人数」って言葉からはイメージしにくいんですが、NNT は、「各群の被験者の数＝ NNT になったとき、イベント発症人数がちょうど 1 人差になる」ような数値なんです。

> **Point**
>
> **NNT（治療必要人数）**
> 「各群の被験者の数＝ NNT になったとき、イベント発症人数がちょうど 1 人差になる」ような値

(S) NNT が 25 だから、25 人ずつに投与したとき、ちょうど 1 人差になったってことですね？

(A) そうですね。言い換えますと、イベント発症**人数**に 1 人差を出すためには、25 人ずつに**治療**する**必要**があるってことです。

(S) あ、だから治療必要人数なんですね？

(A) わかってきましたか？ ではさきほどの 1) から 3) で、NNT を計算できますか？

Ⓢ 2) は、今回と同じですよね。ARR が 4% だから、25。1) は ARR が 20% だから、1 ÷ 0.2 = 5。3) は 0.2% だから、1 ÷ 0.002 = 500 かな？

Ⓐ そうですね。臨床的な重要性と、NNT の関係はどうでしょうか？

Ⓢ 一番重要な 1) は、NNT が小さくて、一番差が小さい 3) は、NNT が大きいですね。

Ⓐ NNT は「**イベント発症人数に『1人』差を出すために、何人必要か？**」とも言い換えられますから、小さければ小さいほどよい、と考えられます。

◀ 差が出るためには NNT は小さい方がよい

　薬の効き目にせよ、さまざまなリスク要因にせよ、ただ「効く！」「危険！」と言うだけではあまり意味はありません。「薬を使わない場合、あるいはリスク要因に曝されない場合と比較して、どの程度リスクが上昇するのかを、数字で評価する必要があります。

Ⓢ そして「数字で伝える」にしても、**臨床的な重要性の違いをちゃんと伝えるには、ARR や NNT** ってことですね？

Ⓐ よくできました！　リスクを数字で伝えるのは、そのこと自体がリスクを伴います。あやふやな数値でも、一人歩きしていくうちにいつの間にか「正しく」なってしまうんですね。リスクを正しく評価する、正しく怖がって正しく安心するためには、今回お話しした疫学の知識が不可欠なんですよ。

Ⓢ わかりました！

第2章のまとめ　　相対リスクは比をとり、絶対リスクは差をとる

● **相対リスク・リスク比 RR** （Relative Risk, Risk Ratio）

「介入群のリスク」÷「対照群のリスク」 = $\dfrac{a}{a+c} \div \dfrac{b}{b+d}$

		イベント発生		
		あり	なし	リスク
介入	あり	a	c	$\dfrac{a}{a+c}$
	なし	b	d	$\dfrac{b}{b+d}$

● **絶対リスク減少 ARR** （Absolute Risk Reduction）

「対照群のリスク」ー「介入群のリスク」 = $\dfrac{b}{b+d} - \dfrac{a}{a+c}$

● **治療必要人数 NNT** （Number Needed to Treat）

「絶対リスク減少の逆数」 = 1 ÷ ARR = $1 \div \left(\dfrac{b}{b+d} - \dfrac{a}{a+c} \right)$

NNT の数値が●人：イベント発生**人数を 1 人減らす**ためには、●**人への治療が必要**

第2章 例題の解答

心血管疾患に対するアスピリンの予防効果を評価するため、1000人の被験者を500人ずつ2群に分けて、介入群にはアスピリン、対照群にはプラセボを投与した。
結果は以下の通りであった。

	心血管疾患 発症あり	発症なし	合計
アスピリン群（介入群）	40人	460人	500人
プラセボ群（対照群）	60人	440人	500人

1. アスピリンのプラセボに対するリスク比RR・相対リスク減少RRR・絶対リスク減少ARR・治療必要人数NNTを、それぞれ計算せよ。

2. 心血管疾患の発症人数が以下の人数だった場合の、相対リスク減少RRRと絶対リスク減少ARRを計算せよ。
　　1）アスピリン群200人・プラセボ群300人
　　2）アスピリン群2人・プラセボ群3人

1.
リスク比 RR:
RR＝アスピリン群のリスク÷プラセボ群のリスク＝$\frac{40}{500} \div \frac{60}{500}$＝8%÷12%＝0.67

相対リスク減少 RRR:
RRR＝1－リスク比＝1－0.67＝0.33（相対リスクは33%減少）

絶対リスク減少 ARR:
ARR＝プラセボ群のリスク－アスピリン群のリスク＝$\frac{60}{500} - \frac{40}{500}$＝12%－8%＝4%
（絶対リスクは4%減少）

治療必要人数 NNT:
NNT＝1÷ARR＝1÷0.04＝25人
（25人にアスピリンを投与すると、心血管疾患発症を回避できる人数が1人増える）

2.
1）イベント発症数がアスピリン群200人・プラセボ群300人の場合

相対リスク減少 RRR:
RRR＝1－リスク比＝1－$\left(\frac{200}{500} \div \frac{300}{500}\right)$＝1－0.67＝0.33
（相対リスク減少の値は、最初の例と変わらない）

絶対リスク減少 ARR:
ARR＝プラセボ群のリスク－アスピリン群のリスク＝300/500－200/500＝60%－40%＝20%
（絶対リスク減少の値は、最初の例から変化する）

2）イベント発症数がアスピリン群2人・プラセボ群3人の場合

相対リスク減少 RRR:
RRR＝1－リスク比＝1－$\left(\frac{200}{500} \div \frac{300}{500}\right)$＝1－0.67＝0.33
（相対リスク減少の値は、最初の例と変わらない）

絶対リスク減少 ARR:
ARR＝プラセボ群のリスク－アスピリン群のリスク＝3/500－2/500＝0.67%－0.40%＝0.27%
（絶対リスク減少の値は、最初の例から変化する）

第3章 多重比較とアウトカム

チリも積もれば、無視できず

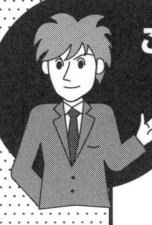

この章のねらい

　この章からは、『「医療統計」わかりません!!』でお話しした内容をベースにして、少し応用的な手法を学んでいきます。
　もちろん最小限必要なことは、この本にも盛り込んであります。

　検定を実施して、p値が有意水準を下回ったら、帰無仮説を棄却して「有意差あり」と評価する…
　この操作には、どうしても「本当は差がないのに棄却してしまう」αエラー、「本当は差があるのに棄却できない」βエラーの可能性がつきまといます。
　繰り返し検定を実施すれば、検定回数に応じてαエラーを引き起こす可能性はどんどん大きくなっていきます。

　この章と次の章では、この検定の繰り返しの問題「多重比較」に対応できる検定手法を学びます。
　この章では単純な手法をお話しし、次の4章でより複雑な手法を学びます。

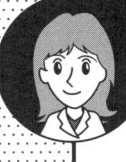

いつ使うの？

　3種類以上の介入の効果を比較するときや、用量をいろいろ変化させたときの効果を比較する際に使う「多重比較法」について、何が問題になるのかと、もっとも単純な手法を学習します。

例題　ボンフェローニ補正

1 有意水準 5% の検定を 10 回繰り返したとき、少なくとも 1 回 α エラーを起こす確率を計算せよ。

またボンフェローニ補正を加えて 10 回繰り返したときに、同様の確率を計算せよ。

2 以下に示す例について、ボンフェローニ補正を行ったときの有意水準はそれぞれ何 % か。ただし、補正前の有意水準は 5% とする。

1. 治療法 A、B、C、D の 4 種それぞれの効果を、全てのペアで比較するとき
2. 同じ病気に対する薬 A・薬 B・薬 C の三種の効果を、プラセボと比較するとき

3.0　はじめに

- (S) こんにちは！
- (A) さじょーさん、おはようございます。前回の話はいかがでしたか？
- (S) はい、統計の話とはちょっと違うけど、かえって新鮮でした。
- (A) 統計を正しく使うためには、疫学の知識は必ず役に立ちますから、しっかり理解しておきましょうね。
- (S) はーい！　今日は、また統計のお話ですか？
- (A) はい！　前回の本でお話しした内容を、さらに深めていきます。今日は「多重比較法」の話をしましょう。

3.1　有意水準 5％って？

A　またまたおさらいからいきましょうか。検定での「有意水準を5％に設定して、帰無仮説を棄却」ってのは、どんな意味をもっていましたか？

S　検定の原理のお話ですか？　えーと…。「帰無仮説のもとで、観測されたような『差』が偶然に出る確率を計算して、それが5％を下回ったら棄却する」？

◀ 検定の意味のおさらい（『わかりません!!』第4章参照）

A　そうですね。最初は「もともと差はないんだけど、偶然観測されたような『ズレ』が起きた」と仮定して、偶然起きる確率、すなわちp値を計算する。偶然起きる確率が5％を下回ったら、仮説自体が間違っていたとして、仮説を棄却、「差がある」と結論。5％以上になったら…。

S　5％以上になったら、仮説を棄却できないから、「差があるかどうかまだわからない」、でしたよね？

A　よくできました！　その通り、偶然起きる確率が**有意水準を上回ったときの結論は、「差がない」ではなくて「差があるかどうかまだわからない」**ですから、注意しておいてくださいね。

S　ええ、それもちゃんと覚えてます！

> **Point**
>
> p値が有意水準を上回ったとき
> ×「差がない」　　◎「差があるかどうかまだわからない」

A　えらい！　今回は、「有意水準を下回った場合」、棄却できた場合について、もう少し掘り下げて考えてみましょう。

3.2　5％以下なら、どうなるの？

A　さて、「差があるかどうか？」を評価する検定では、p値が有意水準を下回れば「差がある」と結論できたわけです。これ、どうしてでしょう？

S　え？　どうしてって？

(A) ちょっと説明が不十分だったかも知れませんね。なぜ、帰無仮説を棄却できたんでしょうか？

帰無仮説を棄却するとは ▶ (S) えーと、有意水準5%は「我慢の限界」だから…。有意水準5%より小さい確率のことは、「起こらない」と決めて、棄却したんですよね。

(A) そうですね。「5%未満の確率で珍しいことが起きた」ではなくて、**「確率が5%未満ならば、そもそも仮説自体が間違っていた」と判断する**のでした。

ただし、「5%未満の珍しいことは起こらない！」と線を引っ張ってしまうわけですから、当然判断ミスをする可能性も残されています。

(S) 本当に珍しいことが起きたのに、棄却しちゃうってことですか？

(A) そうですね。すなわち、**「本当は差がないのに、差があると結論づけてしまう」**誤りです。これ、何て言うんでしたっけ？

(S) えーっと、あわてんぼうの方だから、αエラー？

(『わかりません!!』▶ (A) よく覚えてましたね！ αエラー、もしくは**第一種の誤り**ですね。逆に、差があるのに帰無仮説を棄却できない場合が、**βエラー**もしくは**第二種の誤り**でした。αエラーを起こす確率は、そのまま有意水準の値に一致します。通常の有意水準は5%ですから…。
第13章参照）

αエラー（第一種の誤り）	差がないのに、差があると結論づけてしまう
βエラー（第二種の誤り）	差があるのに帰無仮説を棄却できない

(S) αエラーを起こす確率も、5%ってことですね？

(A) 通常は、5%になります。検定を一度行えば、5%の確率で「差がないのに棄却してしまう」ミスも発生することになりますね。

(S) 1回あたり5%ってことですね。

(A) この「1回当たり5%のミス」が、問題になってくることがあります。それが、次に紹介する「多重比較」です。

(S) はい！

3.3 チリも積もれば…多重比較!

A 上の章で、「1 回当たり 5%のミスがありうる」ことをお話てきました。

S 1 回当たり 5%、20 回に 1 回って考えると、多いような、少ないような…。

A 実はその「20 回に 1 回」が、問題になってくることがあります。

S え?

A 研究の中で、1 回だけ検定を行うのならばいいんですが、例えば「プラセボと 10mg 錠と 20mg 錠と 30mg 錠の比較」とか、「薬 A と薬 B と薬 C の比較」とか、複数回の比較が必要なときは、ちょっと気を付けないといけません。 ◀ 複数回の比較が必要な場合

S どんなことでしょうか?

A たとえば、「薬 A と薬 B と薬 C の比較」をするとき、t 検定のようなペアの比較で評価するとしたら、何回検定が必要になりますか?

S うーん…。薬 A と薬 B で 1 回。薬 B と薬 C で 1 回。あと、薬 C と薬 A で 1 回で、3 回ってことでしょうか?

A そうですね。そして、α エラーを起こす確率が 1 回当たり 5%でした。このとき、「3 回のうち 1 回でも α エラーを起こす確率」はどうなるでしょう?

S えーと、5 × 3 = 15%でしょうか?

A あまり値は変わりませんが、正しく計算するためには「1 －『3 回とも α エラーを起こさない確率』」で計算しないといけませんよ。

S あ、そうか…。「3 回とも α エラーを起こさない確率」は、「1 回で α エラーを起こさない確率」の 3 乗だから、1 － 0.05 = 0.95 の 3 乗で、0.857。これを 1 から引いて、1 － 0.857 = 0.143。ちょっと小さくなって、14.3%ですね?

A 少しだけ小さくなりますね。さて、3 回検定を行うと、1 回でも α エラーを起こしてしまう確率が 14.3%となります。5%と比べると、当然ですが可能性が大きくなりますよね。 ◀ 検定を繰り返すと α エラーも増える

S 検定を繰り返せば繰り返すほど、どこかで α エラーを起こす可能性が増えていくってことですよね?

(A) はい。計算してみますと、5回の繰り返しで23％。10回で40％。14回で51％と、無視できない数字になります。

(S) 無視できないって、どういうことでしょう？

(A) もともと、「5％以下の珍しいことは『起こらない』として棄却してしまおう」が有意水準の考え方だったのですが、この基準をそのままにして何度も比較を繰り返すと、αエラーを起こす確率はかなり大きくなってしまうということです。

(S) 本当は何も差がなくても、どこかで「有意差あり」になってしまうってことですよね？

(A) そうですね。先の例でいえば、「薬Aと薬Bと薬Cと…薬Fと薬G」なんて比較を繰り返せば、本当はまったく差がなかったとしても、どこかのペアでは有意差が出てしまう可能性が大きくなります。

(S) わかりました！

(A) これが、「**多重比較**」です。

(S) えーと、比較を繰り返すから「多重比較」なんでしょうか？

(A) ちょっとややこしいんですが、「比較を繰り返した結果、αエラーを起こす可能性が大きくなってしまう問題」のことを指して、「**多重比較**」と呼んでいます。

多重比較

比較を繰り返した結果、
αエラーを起こす可能性が大きくなってしまう問題

(S) 比較すること自体じゃなくて、そのことで生ずる問題点が、「多重比較」なんですね。

(A) 慣用的に比較の繰り返し自体を多重比較と呼ぶことも多いので、あまり気にする必要はないんですが、次にお話する「多重比較法」と混乱してしまうので、あらかじめ定義しておきました。

(S) 多重比較法？

(A) 次の項で、概念をお話ししましょう。

(S) はーい。

3.4 多重比較? 多重比較法?

(A) さて、「検定の繰り返しで、αエラーを起こす確率が高くなってしまう問題」を多重比較と定義しました。

(S) 問題点が多重比較で、多重比較法は？

(A) はい、多重比較「法」は、「多重比較の問題に対応できるような検定手法」をさします。

多重比較法
多重比較の問題に対応できるような検定手法

(S) 解決法が、多重比較法なのですね。どんな方法なんでしょうか？

(A) さまざまな方法が多重比較法として紹介されていて、それこそ多重比較法だけで1冊の本になってしまうんですが、まずは一番簡単な方法を紹介しましょう。すごく単純に考えて下さい。有意水準を5%にしたままで検定を繰り返すと、αエラーの可能性が大きくなる。ならばどこをどういじれば、可能性を小さいままにできるでしょうね？

(S) 難しい方法はよく分からないけど、有意水準を下げればいいんですか？

(A) その通りです。もちろん下げ方が問題になりますが、「n回比較を繰り返すならば、有意水準を $\frac{5}{n}$%にする」というのが、最も単純な解決法として提案されています。

(S) え?? 3回の比較ならば、有意水準を5%÷3＝1.67%にするってことですよね。そんな単純な方法でいいんでしょうか？

(A) はい、5%を3で割ればいいんです。ちょっと拍子抜けしてしまう方法ですが、これを「ボンフェローニ補正」と呼びます。

ボンフェローニ補正
n回比較を繰り返すときは 有意水準　5%　→　$\frac{5}{n}$%

(S) 長い名前がついてると、なんかすごそうに聞こえますね…。でもこれなら、難しくなさそう。

(A) ボンフェローニ補正のメリットは、後に紹介する方法と違って、有意水準をいじくるだけなので、検定手法はそのまま使えることですね。

(S) つまり、普通のt検定で有意水準だけ変えれば大丈夫ってことですか？

(A) その通り、検定手法は今までお話ししたものでいいんです。

(S) なら、いつもこれを使えば楽なのに…

(A) ごもっともです。でもボンフェローニ法は、後でお話しする複雑な方法よりも、少し厳しめな検定になることが示されているんですね。

(S) 厳しめってことは、有意差が出にくくなるってことですよね？

ボンフェローニ法の問題点
方法は簡単だが、結果がきびしめ

(A) はい。ですから薬効評価の際には、より複雑な方法のほうが多く用いられます。でも、概念を説明するにはボンフェローニ法が一番なので、こちらをまずお話ししました。

(S) そのまま検定を繰り返すと何が問題なのかは、よくわかりました！

3.5 複雑なのは、偉くない。

(A) さて、次の章でより複雑な多重比較法を紹介するんですが、その前にちょっと触れておきたいことがあります。それは、「アウトカムの選び方」です。

(S) アウトカムの選び方？

(A) はい。多重比較法とか、すこし難しめな手法を覚えると、ついつい使いたくなってしまうんですが、手法が難しければよい、という

■アウトカム
効きめを評価する「ものさし」がアウトカムです。血圧・心筋梗塞の発症・生存年数・死亡など、さまざまな「アウトカム」がありえます。

ものではありません。

(S) 簡単な手法が使えるならば、そちらの方がよいってことでしょうか？

(A) そうですね。もちろん、使ってはいけないときに無理やり使えということではありません。ただ、闇雲に検定の回数を増やして、複雑な検定手法を使わざるを得ない状況をつくってしまうよりは、アウトカムとして測る項目を絞るか、もしくは優先順位をしっかりつけて、「大事なアウトカム」で差が出せるような研究をデザインすることが大事です。

(S) 横並びでいろいろ評価するよりも、大事なアウトカムを最初に設定せよってことですね？

> **Point**
>
> ### 大事なアウトカムを最初に設定せよ

(A) 大事なアウトカム、すなわち「プライマリ・アウトカム（プライマリ・エンドポイント）」と、副次的に計測する「セカンダリ・アウトカム」を最初に切り分けることが大事です。もちろん、結果が出た後に有意になったものをプライマリ・アウトカムにして、他をセカンダリに…。なんてのはダメですよ。試験をする前にどのアウトカムをメインに測るのかを明示するのが、効きめの評価をする際のマナーです。

(S) はい、よくわかりました！

第3章　例題の解答

1. 有意水準5%の検定を10回繰り返したとき、少なくとも1回αエラーを起こす確率を計算せよ。またボンフェローニ補正を加えて10回繰り返したときに、同様の確率を計算せよ。

2. 以下に示す例について、ボンフェローニ補正を行ったときの有意水準はそれぞれ何%か。ただし、補正前の有意水準は5%とする。
    1. 治療法A、B、C、Dの4種それぞれの効果を、全てのペアで比較するとき
    2. 同じ病気に対する薬A・薬B・薬Cの三種の効果を、プラセボと比較するとき

1

＜ボンフェローニ補正を加えない場合＞
「一回もαエラーを起こさない確率」＝0.95^{10}＝0.599
「少なくとも1回αエラーを起こす確率」
＝1－「1回もαエラーを起こさない確率」
＝1－0.599＝40%

少なくとも1回はαエラーを起こす確率は40%

＜ボンフェローニ補正を加えた場合＞
検定を10回実施するので、有意水準は5%÷10＝0.5%。
それゆえ、1回の検定でαエラーを起こす確率は1－0.5%＝99.5%。

よって「少なくとも1回αエラーを起こす確率」
＝1－「1回もαエラーを起こさない確率」
＝1－0.995^{10}
＝1－0.951
＝0.049

少なくとも1回はαエラーを起こす確率は4.9%

2

1. 薬A・薬B・薬C・薬Dの4種の介入について、**すべてのペアで検定を行うので、検定回数は**$_4C_2$＝6回。
   よってボンフェローニ補正後の有意水準は、5%÷6＝0.83%。

2. プラセボ・薬A・薬B・薬Cの4種の介入について、「プラセボvs薬A」「プラセボvs薬B」「プラセボvs薬C」の**3ペアのみ検定を行うので、検定回数は3回**。
   よってボンフェローニ補正後の有意水準は、5%÷3＝1.67%。

第4章 ANOVAと多重比較法

「どこか」に差がある？あるならどこに？

この章のねらい

3章に引き続き、この章でも多重比較を扱います。

検定の繰り返しによって、αエラーを引き起こす可能性が高くなってしまう問題を「多重比較」。
多重比較の問題に対応できるような統計手法を「多重比較法」と定義しました。

前の3章ではもっとも単純な多重比較法として、有意水準のみを変化させるボンフェローニ補正の手法を学びました。

この章では、統計手法そのものを変化させるより複雑な多重比較法のうち、代表的なものを紹介します。

具体的には一元配置分散分析(ANOVA)を実施したのち、比較したいデータの特性に応じてダネット検定・テューキー検定さらにはウィリアムズ検定を使い分けることになります。

一元配置分散分析の計算手法と、ダネット検定・テューキー検定・ウィリアムズ検定それぞれの特性（どんなデータに適用するか？）を、この章で学びます。

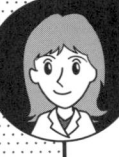

いつ使うの？

3章と同じく、3種類以上の介入の効果を比較するときや、用量をいろいろ変化させたときの効果を比較する際に使う「多重比較法」について、統計手法そのものを変化させる手法と、その使い分けを学習します。

例題

ANOVA と多重比較法

ある病気の患者に対し、患者教育の効果を測定する実験を行った。

40人の患者を10人ずつ4つのグループに分けて、グループごとにAからDの4つの手法で患者教育を実施した。その後、理解度を100点満点のテストで評価したところ、点数は以下のようになった。

さて、手法によって平均点に差があると言えるか？ あるとしたら、どの手法とどの手法に差があるか？

	1	2	3	4	5	6	7	8	9	10	合計	平均
A群	82	84	90	85	87	83	81	79	75	80	826	82.6
B群	77	83	92	87	89	83	85	81	80	82	839	83.9
C群	86	89	80	90	95	92	90	78	89	83	872	87.2
D群	93	95	89	83	99	96	83	85	92	88	903	90.3

4.0 はじめに

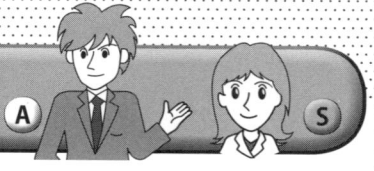

S こんにちは！

A さじょーさん、おはようございます。前回は、多重比較法の導入のお話をしました。

S 何回も何回も検定を繰り返すと、「あわてんぼうのαエラー」を起こす可能性が高くなってしまうってことが、大事なんですよね。

A そうですね。前回は有意水準だけを動かすボンフェローニ法をお話ししましたが、今回は手法自体を変化させてみましょう。

S はーい！

4.1 ANOVA 〜「どこか」に差はある?

1 多重比較、さてどうする?

A さて、今回は例題を解きながら進んでいきましょう。

ある病気の患者に対し、患者教育の効果を測定する実験を行った。
40人の患者を10人ずつ4つのグループに分けて、グループごとにAからDの4つの手法で患者教育を実施した。その後、理解度を100点満点のテストで評価したところ、点数は以下のようになった。
さて、手法によって平均点に差があると言えるか? あるとしたら、どの手法とどの手法に差があるか?

	1	2	3	4	5	6	7	8	9	10	合計	平均
A群	82	84	90	85	87	83	81	79	75	80	826	82.6
B群	77	83	92	87	89	83	85	81	80	82	839	83.9
C群	86	89	80	90	95	92	90	78	89	83	872	87.2
D群	93	95	89	83	99	96	83	85	92	88	903	90.3

S 4つの教育法の効果を、1つにつき10人に試して比較するんですね? そんなに外れ値もなさそうだし、2つだったら、普通のt検定でよさそうですね。
平均を見ると、A→B→C→Dの順で成績が良くなってるから、AとDとかは有意差がありそうだけど、BやCはどうかな…

A まず「外れ値もなさそう」ってところをチェックできたのは、偉いですね! その通り、2グループ(2手法)での平均点の比較ならば、通常のt検定が適用できます。ただ、**今回は4群ですから、2グループ間のt検定を繰り返すと、「多重比較」の問題が生じて**しまいます。

◀ t検定を繰り返すと「多重比較」の問題が生じる

S 4群での繰り返しだと、4×3÷2=6で、t検定を6回繰り返すことになっちゃいますね。

A はい。そうすると、どこかでαエラーを起こす可能性は…。

◀ αエラーを起こす確率の確認!

S (1 − 0.05) = 0.95 の6乗を1から引けばいいから…
1 − 0.95^6 = 0.26。かなり大きくなっちゃいました。

A 0.26ですから、「差がないのに棄却してしまう」ミスを犯す可能性が $\frac{1}{4}$ 以上あるってことになります。でも、いったんこの可能性

はさて置いて、通常のt検定でペアごとの比較ができますか？

S うーん…AとB、AとC、AとD、BとC、BとD、CとDの6回t検定をやるんですね？ グループごとの不偏分散を出して、その結果を統合して、標準誤差を出して、自由度（10－1）＋（10－1）＝18のところのt分布表をみて…。

『わかりません!!』▶
第6章参照

A ちょっと大変かもしれませんが…皆さんももし余力があれば、試してみましょう。結果を以下の表にまとめました。

ペア	平均の差	平均の差の標準誤差	自由度	t値	p値
A-B	1.3	1.947	18	0.668	0.513
A-C	4.6	2.171	18	2.119	0.048
A-D	7.7	2.222	18	3.465	0.003
B-C	3.3	2.212	18	1.491	0.153
B-D	6.4	2.263	18	2.828	0.011
C-D	3.1	2.458	18	1.261	0.223

S ふう、やっと終わりました！ 有意水準5%だと、AとC（p＝0.048）、AとD（p＝0.003）、BとD（p＝0.011）が有意になります。

A おつかれさまでした！ 6ペアのうち3ペアが有意になりましたが、「多重比較」の問題を考えると、どうでしょうか？

S 有意になった3ペアの中に、「本当は差がないのに有意になった」ものが混じっている可能性があるってことですよね？

ボンフェローニ補正を▶
してみる

A その通りです！ この可能性を小さくするのが多重比較法なわけですが、まずは新しい手法をお話する前に、前回のボンフェローニ補正をやってみましょうか。

S 有意水準だけいじるんですよね？ 4群だから、5% ÷ 4？

A グループの数でなくて、「検定を実施した回数」で割るんですよ。

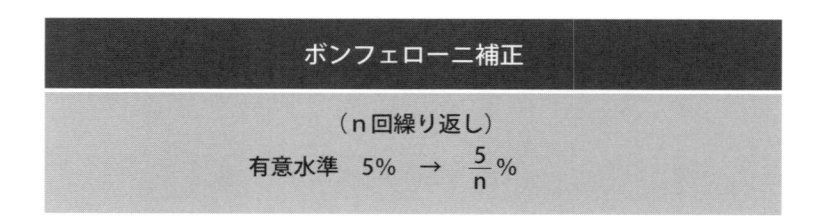

ボンフェローニ補正
（n回繰り返し） 有意水準　5% → $\frac{5}{n}$%

S あ、そうか。5% ÷ 6で、0.83%を有意水準にすればいいんですね。4.8%のA-Cペアと、1.1%のB-Dペアは、0.83より大きいか

(A) ら棄却できなくて、0.3%のA-Dペアだけが残るのかな？

(A) そうですね。単純に検定を繰り返したときより多重比較法を用いる方が、有意になりにくくなります。今度は本題に入って、新しい手法のお話をしましょう。

(S) はーい！

2　一元配置分散分析（ANOVA）

(A) では、新しい手法をお話ししましょう。いくつかの手法の組み合わせになるんですが、最初に行うのが「**一元配置分散分析**」です。後でも出ますが、"ANOVA"と呼ばれることも多いです。

(S) いちげん？　ぶんさん…？

(A) あまり馴染みのないことばだと思います。でも、それほど難しい概念ではありません。「一元」は、「1つの要素だけ評価する」ことをさします。

◀「一元」は1つの要素の評価

(S) 要素ってのは、何をさすんでしょう？

(A) 結果に影響を与えうるもののことです。ここでは結果＝点数ですから、「A-D 4つの教育法」が「要素」ですね。仮に「教育法の違いと、年齢の2つの要素が点数に影響するかどうか？」を評価するなら、一元配置ではなくて二元配置の分析になります。要素がN個なら、N元配置ってことですね。

(S) 一番単純なのが、一元配置なんですね。じゃあ、「**分散分析**」は？　分散の値を比べるんでしょうか？

(A) 名前からするとそう思ってしまいますけれど、比べるのはそれぞれの群の平均値なんですね。

◀比べるのは群の平均値

(S) 各群の平均の比較なのに、分散分析？

(A) ややこしいのですが、「分散を比較する分析」ではなくて、**分散＝データのばらつきを2つに切り分けて評価する分析**」が分散分析ですなんです。

(S) 2つっていうのは？

(A) 「群が違うから」で説明できる「群間のばらつき」と、それでも説明できない「群内のばらつき」の2つです。

分散分析	データのばらつき（**分散**）を 2 つに分けて**分析** (1) 群間のばらつき (2) 群内のばらつき

(S) ？？？

(A) それぞれのデータには当然ばらつきがありますよね。そのばらつき＝全体からのズレを、①群の違いで説明できる群間のばらつき、すなわち「全体の平均と、その群の平均のズレ」と、②それでも説明しきれない群内のばらつき、すなわち「その群の平均と、各データとのズレ」とに分けるってことです。さっきの例で、実際に計算してみた方が、分かりやすいかもしれません。

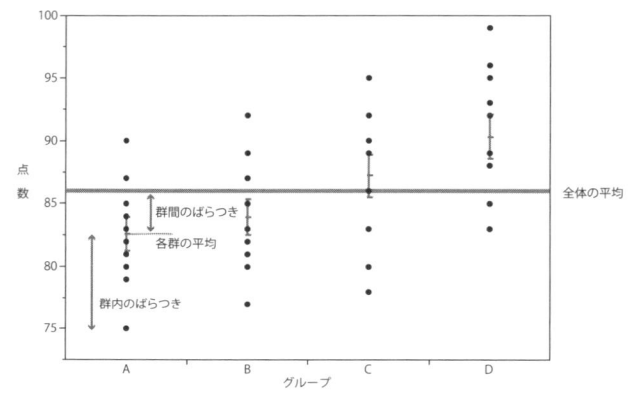

群間のばらつき:「全体の平均」と「その群の平均」のズレ
群内のばらつき:「その群の平均」と「その群の各データ」のズレ

Point

ばらつき（全体からのズレ）
＝「全体の平均と、その群の平均のズレ」（群間のばらつき）
＋「その群の平均と、各データとのズレ」（群内のばらつき）

(S) はい、まず何をするんでしょう？

3 グループ間とグループ内のばらつきを評価

(A) 各群の平均と分散は、もう計算済みですよね？

(S) はい、A 群から順番に平均が（82.6, 83.9, 87.2, 90.3）。分散が（18.0, 19.9, 29.1, 31.3）でした。

(A) ありがとうございます。では、全体の平均、すなわち 40 人の点数の平均をまず出しましょう。

(S) これはそんなに難しくないかな…。各群の合計点数を全部足せばいいから、点数の総和は 826 ＋ 839 ＋ 872 ＋ 903 ＝ 3,440 点で、40 人だから、3,440 ÷ 40 ＝ 86.0 です。

	1	2	3	4	5	6	7	8	9	10	合計	平均
A群	82	84	90	85	87	83	81	79	75	80	826	82.6
B群	77	83	92	87	89	83	85	81	80	82	839	83.9
C群	86	89	80	90	95	92	90	78	89	83	872	87.2
D群	93	95	89	83	99	96	83	85	92	88	903	90.3
											3440 (総和)	86.0 (総平均)

(A) そうですね。この値を、「**総平均**」と呼びます。　◀ 総平均

次に、総平均と各データのズレを、計算してみてください。

(S) A 群からいくと、82 － 86 ＝ －4.0、84 － 86 ＝ －2.0、90 － 86 ＝ 4.0 で…こうかな？。

総平均と各データのズレ（総平均：86.0）

	1	2	3	4	5	6	7	8	9	10
A群	−4.0	−2.0	4.0	−1.0	1.0	−3.0	−5.0	−7.0	−11.0	−6.0
B群	−9.0	−3.0	6.0	1.0	3.0	−3.0	−1.0	−5.0	−6.0	−4.0
C群	0.0	3.0	−6.0	4.0	9.0	6.0	4.0	−8.0	3.0	−3.0
D群	7.0	9.0	3.0	−3.0	13.0	10.0	−3.0	−1.0	6.0	2.0

(A) 単純に引き算するだけですね。では、ズレの 2 乗の和を計算できますか？

(S) $(-4.0)^2 ＋ (-2.0)^2 ＋ \cdots ＋ (2.0)^2$ で…こんな感じで、2 乗和は 278.0 ＋ 223.0 ＋ 276.0 ＋ 467.0 ＝ 1244.0 になりました。

総平均と各データのズレ（総平均：86.0）

	1	2	3	4	5	6	7	8	9	10	2乗和
A群	−4.0	−2.0	4.0	−1.0	1.0	−3.0	−5.0	−7.0	−11.0	−6.0	278.0
B群	−9.0	−3.0	6.0	1.0	3.0	−3.0	−1.0	−5.0	−6.0	−4.0	223.0
C群	0.0	3.0	−6.0	4.0	9.0	6.0	4.0	−8.0	3.0	−3.0	276.0
D群	7.0	9.0	3.0	−3.0	13.0	10.0	−3.0	−1.0	6.0	2.0	467.0
											2乗和　1244.0 （総平方和）

(A) この「**総平均との各データのズレの 2 乗の総和**」を「**総平方和**」と呼びます。この総平方和を、「全体の平均とその群の平均とのズレ」と、「その群の平均と各データとのズレ」に分解してみましょう。

(S) どうすればいいんでしょうか？

(A) まずは前者からです。全体の平均、すなわち総平均は先ほどの 86.0。「その群の平均」は、(82.6, 83.9, 87.2, 90.3) のいずれかです。A 群の 10 個のデータはすべて 82.6, B 群の 10 個のデータはすべて 83.9…を代入して、総平均 86.0 との差を出してみましょう。

(S) 各群 10 個のデータで、平均同士のズレなんですよね。A 群は 82.6 − 86.0 = − 3.4。B 群は 83.9 − 86.0 = − 2.1、同じように C 群は＋ 1.2、D 群は＋ 4.3 になりました。

(A) では、これも 2 乗の和をとってみてください。

(S) えーと、$(−3.4)^2 + (−2.1)^2 +$…ってことですか？

(A) あ、そうでなくて、あくまで「各データについての、データが属する群の平均と総平均のズレ」を計算します。だから 1 回だけじゃなくて、データの個数分繰り返すんですよ。

(S) そうか、じゃあ、$10 \times (−3.4)^2 + 10 \times (−2.1)^2 + 10 \times (1.2)^2 + 10 \times (4.3)^2$ だから…115.6 + 44.1 + 14.4 + 184.9 で、359.0 かな？

総平均とその群（A～D 群）の平均のズレ

	各群の平均	総平均	1	2	3	4	5	6	7	8	9	10	2 乗和	
A 群	82.6	86.0	−3.4	−3.4	−3.4	−3.4	−3.4	−3.4	−3.4	−3.4	−3.4	−3.4	115.6	$(10 \times (-3.4)^2)$
B 群	83.9	86.0	−2.1	−2.1	−2.1	−2.1	−2.1	−2.1	−2.1	−2.1	−2.1	−2.1	44.1	$(10 \times (-2.1)^2)$
C 群	87.2	86.0	1.2	1.2	1.2	1.2	1.2	1.2	1.2	1.2	1.2	1.2	14.4	$(10 \times (-1.2)^2)$
D 群	90.3	86.0	4.3	4.3	4.3	4.3	4.3	4.3	4.3	4.3	4.3	4.3	184.9	$(10 \times (-4.3)^2)$

2 乗和　359.0
（群間平方和）

(A) この値が、「**総平均とその群（A～D 群）の平均のズレ**」の 2 乗和です。これを**群間平方和**と呼びます。

群間平方和	（総平均 − 各群平均）^{2} の全データ分足し算

(S) 計算するとなんとなくわかってきたかな…次は、「その群の平均と、各データとのズレ」ですね？これも、求めた後に 2 乗の和でしょうか？

(A) だんだん見えてきましたね？ その通りです。計算できますか？

(S) それぞれのデータと、A群なら82.6、B群なら83.9、C群なら87.2、D群なら90.3の差を取るんだから、値はこうなるかな？

そして2乗和は、$(-0.6)^2 + (1.4)^2 + \cdots + (-2.3)^2$ で、$162.4 + 178.9 + 261.6 + 282.1 = 885.0$ です！

その群の平均と各データとのズレ

	各群の平均	1	2	3	4	5	6	7	8	9	10	2乗和
A群	82.6	−0.6	1.4	7.4	2.4	4.4	0.4	−1.6	−3.6	−7.6	−2.6	162.4
B群	83.9	−6.9	−0.9	8.1	3.1	5.1	−0.9	1.1	−2.9	−3.9	−1.9	178.9
C群	87.2	−1.2	1.8	−7.2	2.8	7.8	4.8	2.8	−9.2	1.8	−4.2	261.6
D群	90.3	2.7	4.7	−1.3	−7.3	8.7	5.7	−7.3	−5.3	1.7	−2.3	282.1

2乗和　885.0
（群内平方和）

(A) 正解！　この885.0は、群内でのズレの2乗ですから、**群内平方和**と呼びます。

| 群内平方和 | （総平均−各データ）^{2} の全データ分足し算 |

さっきの群間平方和と、この群内平方和、足し合わせるとどうなるでしょうね？

(S) $359.0 + 885.0 = 1244.0$…あ、総平方和と一致しました！

(A) きれいな性質ですよね。**総平方和は、群間平方和と群内平方和を足し合わせた値にかならず一致します。**これが、「データの全平均からのズレを、『全平均とその群の平均とのズレ』と『その群の平均と各データとのズレ』に分解する」ことに対応します。

Point

データの全平均からのズレ　　　　　　　　（総平方和）
＝「全平均とその群の平均のズレ」　　　　（群間平方和）
＋「その群の平均と各データとのズレ」　　（群内平方和）

(S) なんか、昔も同じようなことやったかも…

(A) 思い出せましたか？　前回の回帰のところ（『わかりません!!』12.4節）でも、予測の精度を評価する際に「yの実測値とyの平均値のズレ」を「yの平均値とyの予測値のズレ（xの変動で説明できる部分）」と「yの予測値とyの実測値のズレ（xの変動では説明しきれない、個々のデータのズレ）」に切り分けましたよね。

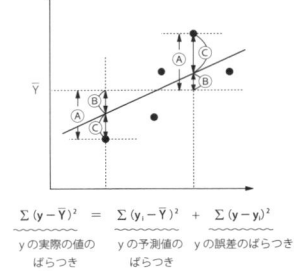

$\Sigma(y-\bar{Y})^2 = \Sigma(y_i-\bar{Y})^2 + \Sigma(y-y_i)^2$

yの実際の値　　　yの予測値　　　yの誤差のばらつき
ばらつき　　　　ばらつき

（実際の体重の平均　　（予測値と平均の　　（予測値と実測値の
からのズレの2乗）　　　ズレの2乗）　　　　ズレの2乗）
Ⓐ　　　　　　　　　Ⓑ　　　　　　　　　Ⓒ

（『わかりません!!』p181の図）

第4章　ANOVAと多重比較法

> **S** あ、そうか！　今回も、群の違いで説明できる部分と、それでは説明しきれない各データの群平均からのズレに切り分けるってことなんですね！

> **A** その通りです。対比させて考えてみると、複雑そうに見える操作もそれほど無理なく理解できると思います。

4　グループ間のばらつきはどのくらい？

> **S** わかりました。この先の計算はどうするんでしょうか？　回帰のときみたいに、群間平方和 359.0 と群内平方和 885.0 の比をとるのかな？

自由度で割る ▶
> **A** かなり近いんですが、そのまま比を取るんでなくて、「自由度」で割ってあげます。

> **S** 自由度？　n－1 とかのやつですか？

> **A** そう、「n－1 とかのやつ」です。ただし今回は、群間平方和と群内平方和で、違う値を使います。具体的には、**「群間平方和に使う自由度」＋「群内平方和に使う自由度」＝「全体の自由度」**になります。

> **Point**
> 全体の自由度
> ＝「群間平方和に使う自由度」＋「群内平方和に使う自由度」

> **S** うーん、それぞれいくつなんでしょう？

> **A** ちょっと駆け足になっちゃいましたね。まず群間平方和の方は、グループの数－1 で OK です。今回は 4 グループですから…

> **S** 4－1＝3 ですね。群内は？

> **A** 群内平方和に使う自由度は、まず全体の自由度を求めてから引き算すると分かりやすいです。全体の自由度はいつもどおり、標本数－1 で大丈夫ですよ。

> **S** 40 人だから、全体の自由度は 40－1＝39 ですね。群間平方和で使う自由度が 3 だったから、引き算して、39－3＝36 ですね？

> **A** その通りです。**群間平方和で使う自由度を「要因の自由度（グループ数－1）」、群内平方和で使う自由度を「誤差の自由度（標本数－1－（グループ数－1））」**と呼びます。

要因の自由度	グループ数 − 1
誤差の自由度	全体の自由度 − 要因の自由度 (標本数 − 1) − (グループ数 − 1)

さて、それでは群間平方和 359.0 と群内平方和 885.0 を、自由度で割り算しましょう。

(S) 群間平方和は、359.0 ÷ 3 = 119.7。
群内平方和は、885.0 ÷ 36 = 24.6 です。

(A) この値を、「平均平方」と呼びます。119.7 は「要因の平均平方」、24.6 は「誤差の平均平方」です。

要因の平均平方	$\dfrac{群間平方和}{要因の自由度}$
誤差の平均平方	$\dfrac{群内平方和}{誤差の自由度}$

さて、ずいぶん時間がかかりましたが、最後にこの 2 つの比をとりましょう。

(S) 119.7 ÷ 24.6 で、4.87 ですね？

(A) おつかれさまでした！　この値 4.87 を、「F 値」と呼びます。

F 値	$\dfrac{要因の平均平方}{誤差の平均平方}$

F 値は要因の平均平方を誤差の平均平方で割った値なのですが、この値が大きいとどうなるでしょうか？

(S) 要因の平均平方はもともとは群間平方和から来てて、群間平方和は「全平均と各群の平均のズレ」から求めたんだから…「データのズレの多くは、各群の平均からのズレで説明できる」ってことでしょうか？

(A) そうですね。すなわち、各群の平均に差がある可能性が大きいといえます。

> **Point**
> F 値が大きいと各群の平均に差がある可能性が大きい

■ F 分布表（部分）

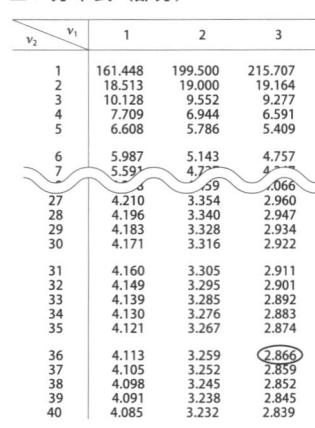

v_2 \ v_1	1	2	3
1	161.448	199.500	215.707
2	18.513	19.000	19.164
3	10.128	9.552	9.277
4	7.709	6.944	6.591
5	6.608	5.786	5.409
6	5.987	5.143	4.757
7	5.591	4.737	4.347
27	4.210	3.354	2.960
28	4.196	3.340	2.947
29	4.183	3.328	2.934
30	4.171	3.316	2.922
31	4.160	3.305	2.911
32	4.149	3.295	2.901
33	4.139	3.285	2.892
34	4.130	3.276	2.883
35	4.121	3.267	2.874
36	4.113	3.259	(2.866)
37	4.105	3.252	2.859
38	4.098	3.245	2.852
39	4.091	3.238	2.845
40	4.085	3.232	2.839

■ 分散分析（analysis of variance : ANOVA）

(S) なら、t 分布やカイ 2 乗分布みたいに、数表を使えばいいのかな？

(A) 冴えてますね！ F 値に対応する「F 分布表」が用意されています。有意水準 5% の表を、巻末 p194 に載せています。

(S) 有意水準が 5% で、縦軸と横軸は？

(A) **縦軸が誤差の自由度、横軸が要因の自由度**ですよ。

(S) じゃあ縦軸が 36 で、横軸が 3 だから、2.866 ですね。2.866 < 4.87 だから、「有意差あり」でいいのかな？

(A) その通りです！ t 検定などと同様に、p 値も計算できます。統計ソフトを使って計算すると、p 値は 0.006 となります。以上をまとめて、表にしてみました。これを分散分析表とよびます。また分散分析は、英語名 "ANalysis Of VAriance" からとって "ANOVA" と表記されます。論文では何の説明もなしに "ANOVA" と書かれていることも多いので、一緒に覚えておきましょう。

分散分析表

	自由度	平方和	平均平方	F 値	p 値
要因「4 つの教育法」	3	359.0	119.7	4.87	0.006
誤差	36	885.0	24.6		

4.2 「有意差あり」…どこで?

(S) わかりました！ でも「有意差あり」ってのは、どの群についての話なんでしょう？

(A) いいところに気がつきましたね。でも分散分析でわかるのは、「どこかの群間に差がある」ことまでで、「どこに」まではわかりません。それを調べるには、分散分析を実施した後、次に紹介する検定を実施する必要があります。

(S) どんな方法があるんでしょうか？

(A) すべて紹介すると、それだけで「多重比較法わかりません！！」が一冊できてしまいますから、代表的なもののみにとどめましょう。比較するデータの性質によって、使うべき方法が変わります。

(S) データの性質？

Ⓐ　ちょっとことば足らずでしたね。今回の4グループの比較であれば、全てのペア（6ペア）について比較するのか、あるいはどれか1つをコントロールにして、コントロールと残り3つを比較するのかで、手法が変わります。

Ⓢ　なるほど。新しい手法が4つあって、全てを評価したければ前者。プラセボと3つの新薬の比較なら後者ってことでしょうか？

Ⓐ　そうですね。前者の全ペアについての比較は、テューキー（Tukey）の方法。後者のコントロールと残りの比較であれば、ダネット（Dunnett）の方法が基本です。本当は計算法もお話ししたいんですが、各方法について計算まで示すとこの章が長くなりすぎるので、ここでは省略します。

テューキーの方法（テューキー検定）	全ペアを比較
ダネットの方法（ダネット検定）	コントロールと残りとを比較

Ⓢ　結果はどうなるんでしょうか？

Ⓐ　こちらに、統計ソフトを使って求めたテューキー検定とダネット検定の結果を示しました。ついでに、t検定の単純な繰り返しと、ボンフェローニ法で補正した結果も載せています。

ペア	単純なt検定 p値	単純なt検定 結果	ボンフェローニ補正 結果	テューキー検定 p値	テューキー検定 結果	ダネット検定 p値	ダネット検定 結果
A-B	0.513	有意差なし	有意差なし	0.936	有意差なし	0.886	有意差なし
A-C	0.048	有意差あり	有意差なし	0.393	有意差なし	0.113	有意差なし
A-D	0.003	有意差あり	有意差あり	0.007	有意差あり	0.004	有意差あり
B-C	0.153	有意差なし	有意差なし	0.455	有意差なし	-	-
B-D	0.011	有意差あり	有意差なし	0.031	有意差あり	-	-
C-D	0.223	有意差なし	有意差なし	0.509	有意差なし	-	-

Ⓢ　ダネット検定は下の3列がないけど、これは「A対そのほか」だけを実施しているからなんですね？

Ⓐ　その通りです。単純なt検定では有意だった「A対C」や「B対D」が、多重比較法ですと有意でなくなることが分かりますね？

Ⓢ　はい、わかりました！

Ⓐ　最後に補足ですが、プラセボと薬Aの10mg, 20mg, 30mgの4

群比較のような場合は、別の方法がより適していることもあります。

S あれ？ 対照群との比較だから、さっきのダネット検定ではいけないんでしょうか？

A ダネット検定も適用可能なんですが、「プラセボの効き目＜10mgの効き目＜20mgの効き目＜30mgの効き目」のような、ある程度効果に**方向性が推定できるときは、ウィリアムズ（Williams）検定**という別の手法が使えます。

◀ ウィリアムズ検定

S ダネット検定と比べて、どんなメリットがあるんでしょう？

A ダネット検定は方向性の情報を反映させられないので、「プラセボ vs20mg は有意だけど、プラセボ vs30mg は有意でない」などの「矛盾」が起きてしまう可能性があります。方向性が明らかなときは、ウィリアムズ検定を使った方が、より適切に差を検出できるんですよ。

S うーん、いろんな方法があるんですね…

A それぞれの方法の違いを細かく覚えるよりも、「まず ANOVA で『どこかに』差があるかどうかを評価。つぎに、何らかの多重比較法で『どこに』差があるかを評価」の流れを、しっかり理解できれば良いと思いますよ。

S はーい、わかりました！

多重比較法のまとめ	
ANOVA	「どこか」に差がある？
テューキー・ダネット・ウィリアムズ	「どこに」差がある？

第4章 例題の解答

1 ある病気の患者に対し、患者教育の効果を測定する実験を行った。

40人の患者を10人ずつ4つのグループに分けて、グループごとに異なるAからDの4つの手法で患者教育を実施した。その後、理解度を100点満点のテストで評価したところ、点数は以下のようになった。

さて、手法によって平均点に差があると言えるか？ あるとしたら、どの手法とどの手法に差があるか？

	1	2	3	4	5	6	7	8	9	10	合計	平均
A群	82	84	90	85	87	83	81	79	75	80	826	82.6
B群	77	83	92	87	89	83	85	81	80	82	839	83.9
C群	86	89	80	90	95	92	90	78	89	83	872	87.2
D群	93	95	89	83	99	96	83	85	92	88	903	90.3

1

【一元配置分散分析（ANOVA）の実行】

1) 総平均と総平方和の算出

総平均:
= (826+839+872+903) ÷ 4
= 3440 ÷ 4
= 86

総平方和＝「各データと総平均とのズレ」の2乗和
$= (82-86)^2 + (84-82)^2 + \cdots + (80-86)^2$
$+ (77-86)^2 + \cdots + (82-86)^2$
$+ (86-86)^2 + \cdots + (83-86)^2$
$+ (93-86)^2 + \cdots + (88-86)^2$
= 278 + 223 + 276 + 467
= 1,244

総平方和 1,244.0

2) 総平方和を、群間平方和（総平均と、各群の平均とのズレ）と群内平方和（各群の平均と、各データとのズレ）に分解

【群間平方和の計算】

群間平方和＝「総平均と各群の平均のズレ」の2乗和
=「総平均86とA群の平均82.6のズレ」の2乗和＋「総平均86とB群の平均83.9のズレ」の2乗和＋「総平均86とC群の平均87.2のズレ」の2乗和＋「総平均86とD群の平均90.3のズレ」の2乗和
$= 10 \times (86-82.6)^2 + 10 \times (86-83.9)^2 + 10 \times (86-87.2)^2 + 10 \times (86-90.3)^2$
= 115.6 + 44.1 + 14.4 + 184.9
= 359.0

群間平方和 359.0

第4章 ANOVAと多重比較法

【群内平方和の計算】
　群内平方和＝「各データと各群の平均のズレ」の2乗和
　　＝「A群のデータとA群の平均82.6のズレ」の2乗和＋「B群のデータとB群の平均83.9のズレ」の2乗和
　　＋「C群のデータとC群の平均87.2のズレ」の2乗和＋「D群のデータとD群の平均90.3のズレ」の2乗和
　　＝ $\underbrace{(82-82.6)^2 + \cdots + (80-82.6)^2}_{\text{A群}}$ ＋ $\underbrace{(77-83.9)^2 + \cdots + (82-83.9)^2}_{\text{B群}}$
　　＋ $\underbrace{(86-87.2)^2 + \cdots + (83-87.2)^2}_{\text{C群}}$ ＋ $\underbrace{(93-90.3)^2 + \cdots + (88-90.3)^2}_{\text{D群}}$
　　＝162.4＋178.9＋261.6＋282.1＝885.0

　群内平方和885.0、確かに群間平方和359.0＋群内平方和884.0＝総平方和1244.0

3）要因の平均平方・誤差の平均平方、F値の計算

【要因の平均平方の計算】
　要因の自由度＝グループ数－1＝3
　要因の平均平方＝$\dfrac{群間平方和}{要因の自由度}$
　　＝359.7÷3＝119.7

【誤差の平均平方の計算】
　誤差の自由度＝全体の自由度（標本数－1）－要因の自由度
　　＝40－1－3＝36
　誤差の平均平方＝$\dfrac{群内平方和}{誤差の自由度}$
　　＝885.0÷36＝24.6

【F値の計算】
　F値＝$\dfrac{要因の平均平方}{誤差の平均平方}$
　　＝119.7÷24.6＝4.87

自由度（36, 3）のF分布の5%点は2.866で、2.866＜4.87より、いずれかの群に有意差がある。

4）テューキー検定の実施　　全てのペアについて比較するため、テューキー検定を実施。結果は以下の通り。

テューキー検定

ペア	p value	結果
AとB	0.936	有意差なし
AとC	0.393	有意差なし
AとD	0.007	有意差あり
BとC	0.455	有意差なし
BとD	0.031	有意差あり
CとD	0.509	有意差なし

AとD、BとDの2つのペアについて、p＜0.05より、有意差があると言える。

第5章 重回帰

値がズレた、誰のせい？

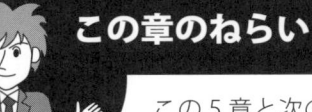

この章のねらい

この5章と次の6章では、ある変数から別の変数を予測する回帰について、より応用的な手法を学びます。

『「医療統計」わかりません‼』では、1つの説明変数（例えば身長）から1つの応答変数（例えば体重）を当てはめて予測する、単回帰の手法を学びました。

現実的には、1つだけの説明変数で予測ができることは、そう多くありません。さまざまな要因が作用して、ようやく1つの変数が定まることの方が普通です。

そこで今回は、複数の説明変数から1つの応答変数を予測する「重回帰」の手法を学びます。今回の重回帰では、前回の単回帰と同様に、予測される応答変数は連続変数（間隔尺度もしくは比尺度）になることが前提になります。

いつ使うの？

同じグループから複数のデータを取った際に、2つ以上のデータから別の1つのデータを予測したいとき、例えば「身長」と「体重」から「血圧」を予測したいときに使います。

この章で扱う重回帰は、連続データである応答変数を予測する際に使う手法です。

例題 重回帰の「料理法」

成人男性の肺活量に、身長と体重と年齢が与える影響を評価するため、健康な男性24人を被験者にして測定を行った。

結果は以下の通りである

ID	身長 (cm)	年齢	体重 (kg)	肺活量 (L)	ID	身長 (cm)	年齢	体重 (kg)	肺活量 (L)
1	164	64	50	3.81	13	164	53	58	4.05
2	159	54	44	3.50	14	159	47	54	3.40
3	170	37	57	4.56	15	171	37	67	4.78
4	165	41	48	4.10	16	166	43	64	4.10
5	175	60	62	4.44	17	163	52	59	3.94
6	156	42	49	3.90	18	163	47	63	4.00
7	178	47	65	4.58	19	161	31	59	4.11
8	172	39	62	4.40	20	173	57	69	4.00
9	164	42	50	4.22	21	178	54	70	4.67
10	162	47	51	3.87	22	164	38	64	4.38
11	159	51	49	3.68	23	164	52	66	4.12
12	158	35	54	4.10	24	175	32	70	4.57

このとき、身長と年齢と体重から、肺活量を予測する重回帰分析の結果は以下の通りになった。

重回帰検定結果

あてはめの要約

R2乗	0.7963
自由度調整R2乗	0.7658
推定値の標準誤差（RMSE）	0.1739

分散分析

要因	自由度	平方和	平均平方	F値	p値
モデル	3	2.3637	0.7879	26.0631	<.0001
誤差	20	0.6046	0.0302		
全体（修正済み）	23	2.9683			

パラメータ推定値

項	推定値	標準誤差	t値	p値
切片	−2.227	1.098	−2.030	0.0561
身長	0.042	0.008	4.980	<.0001
年齢	−0.017	0.004	−4.000	0.0007
体重	0.004	0.007	0.580	0.5687

1. 重回帰式を記述せよ。同時に、結果に提示されている数値の意味を説明せよ。

2. 身長 170cm, 年齢 58 歳、体重 75kg の成人男性の肺活量を、重回帰式から予測せよ。

3. 体重と身長が変化しない場合に、年齢が 10 歳増えると、肺活量は何リットル変化すると考えられるか。

5.0 はじめに

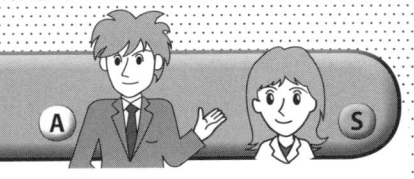

S　こんにちは！

A　さじょーさん、おはようございます。前回は、分散分析（ANOVA）のお話をしました。

S　データのズレを、グループの違いで説明できる部分と、そうでない部分に分けるってことでしたよね。だいぶ計算は大変でしたけど、何とか理解できそうです。

A　実際に手計算で求めることはまずないと思いますが、手法を理解しておくのは大事です。さて、前回の説明の途中で、少し「回帰」のお話をしましたよね？

S　はい、さっきの「データのズレを分ける」ってとこで、回帰でも同じような操作をしてるって話でした。データと平均とのズレを、「予測値と平均値のズレ」と、「予測値と実測値のズレ」に分けるってことでしたよね？

A　よく覚えてましたね！　今回と次回は、その回帰について、少し進んだお話をしましょう。

S　はーい。

5.1　1対1？ n対1？

A　さて、回帰の話は前回の本でも、相関と対比させてお話ししましたよね。

S　はい、2つの変数があったとき、一方から他方を予測するのが回帰。単純に、2つに関連があるかどうかを評価するのが相関って話でした。

A　そうですね。そして前回は、「一方から他方を予測する」、いわゆる単回帰を学習しました。

S　身長から体重を予測する、とかですね。

A　はい。予測する側の変数を「**説明変数**」、予測される側の変数を「**応答変数**」と呼びました。

説明変数	予測する側の変数
応答変数	予測される側の変数

S　身長が説明変数で、体重が応答変数ですよね。

A　今回は、説明変数を増やした回帰の話をしましょう。

S　ってことは、身長と年齢から体重を予測する、とかでしょうか？

A　その通りです。今回お話するのは、複数の説明変数から1つの応答変数を予測する、いわゆる「重回帰」です。

重回帰
複数の説明変数から1つの応答変数を予測する

S　応答変数は、何でもいいんでしょうか？

A　いい質問ですね。今回は、応答変数が体重や血圧など、間隔尺度や比尺度になるものを扱います。応答変数が「効く・効かない」のような名義尺度になる場合は、また次回にお話ししましょう。

S　はーい。

重回帰の応答変数
間隔尺度・比尺度

5.2 重回帰の基本

1 重回帰は「1つを動かして、残りすべてを固定する」

Ⓐ 前回の単回帰の場合、説明変数（身長）を X、応答変数（体重）を Y とすると、どんな式を立てるんでしたっけ？

◀『わかりません!!』第12章参照

Ⓢ X から Y を予測するんだから… Y＝bX＋a かな？ b が、回帰係数だったと思います。

Ⓐ これは、簡単でしたね。今回は説明変数を増やすわけですが、ここでも最も単純な線形のものを考えてみましょう。

Ⓢ 線形？

Ⓐ たとえば X^2 とか X^3 のような複雑な項は出現せずに、**一次式の和だけで表せる**ってことです。

Ⓢ そうか、じゃあ、線形重回帰ってことですね。

Ⓐ はい。**線形重回帰**、もしくは**多重線形回帰**と呼びます。
例えば身長と体重から血圧を予測する場合ですと、血圧が応答変数、身長と体重が説明変数で、

線形重回帰（多重線形回帰）
血圧＝b_1×身長＋b_2×体重＋a
血圧　　　　：応答変数
身長・体重　：説明変数
b_1, b_2　　：偏回帰係数

となります。

Ⓢ 線形だと、すごく単純な式になるんですね。b_1 とか b_2 は、回帰係数ですか？

A その通り、回帰係数です。ただし重回帰の場合はちょっとだけ名前が変わって、**「偏回帰係数」**と呼びます。

S 「へん」？

A 変わった名前ですが、「その変数だけに着目する」ってことです。

S その変数だけ？？

A 具体的に操作した方がわかりやすいですね。例えば上の例で、Aさんの身長が165cm、体重が58kgだったとすると、血圧はいくつになりますか？

S ただ式に代入すればいいんだから…（$165b_1 + 58b_2$）mmHg ですよね。

A そうですね。では、身長166cm、体重58kgのBさんは？

S それなら、（$166b_1 + 58b_2$）mmHg です。

A その通り。さて、BさんとAさんの血圧の差はいくつでしょう？

Bさん	$166b_1 + 58b_2$	mmHg
Aさん	$165b_1 + 58b_2$	mmHg

S Bさんが $166b_1 + 58b_2$、Aさんが $165b_1 + 58b_2$ だから、ちょうど b_1 mmHg ですね。あ、これが、**偏相関係数**なのかな？

A 計算してみると、わかってくるかもしれません。AさんとBさんは、体重は同じで、身長だけ1cm違ってますよね。
　式を見れば明らかですが、このとき2人の血圧の差は、b_1 に一致します。

S 体重は同じで、身長だけ1cm変化させたときの血圧の変化分が、b_1 mmHg ってことなんですね？　だから、「その変数だけに着目する」ってことなのか…

A もう少し一般的に表現しますと、**「特定の説明変数（身長）だけ1単位変化させて、他の変数（体重）は固定したときの、応答変数（血圧）の変化量」**になります。説明変数がいくつに増えても、**「1つを動かして、残り全てを固定する」**ことには変わりありません。

S なるほど、わかりました！

> **偏相関係数**
>
> 特定の説明変数だけ1単位変化させて、
> 他の変数は固定したときの、応答変数の変化量

2 偏回帰係数の「読み方」

A 　偏回帰係数は、研究の結果を解釈する際にも、重要な意味を持っていますよ。

S 　？

A 　重回帰をした以上、様々な要因、すなわち説明変数が、応答変数に影響してくるわけですが、偏回帰係数の値をみることで、他の要因にはいったん「目をつぶって」、特定の要因の影響だけを取り出すことができます。

S 　ここでは、血圧について、体重はいったん置いといて、身長が及ぼす影響だけを取り出せるってことですね。

A 　そうですね。1つの説明変数に絞って偏回帰係数をチェックすると、その変数が個別に及ぼす影響がわかります。さらに、複数の偏回帰係数同士を比べることでも、いろいろな情報が得られます。

S 　偏回帰係数同士を比べるってのは、身長のb_1と、体重のb_2を比較する、とかでしょうか？

A 　この場合は、b_1とb_2の比較になりますね。b_1とb_2をそのまま比較すれば、「身長が1cm伸びるのと、体重が1kg増えるのと、どちらが血圧への影響が大きいか」のような評価ができます。もちろん単位を変えればb_1やb_2の値は大きく変わりますし、「1単位増える」ことがどれだけ重要かは各変数によって変わってきますから、単純に「身長の方が影響が大きい」とは言えませんけどね。

S 　なるほど！　いろんな説明変数の影響の強弱を、数字で考えられるってことですね。役に立ちそうです！

A 　今の例は説明変数がたった2つですから単純ですが、多くの要因が影響するような場合ですと、説明変数が10を超えてしまうこともあります。そんなときは、個別に数値化された偏回帰係数が、データを見通す際の強力な武器になりますよ。

関係のない変数も!? ▶ (S) そうですね…でも、説明変数が 10 個もあったときって、本当に全部の変数が影響してるんでしょうか？ あまり影響のないものも混じってるんじゃないかな…

(A) とても良いところに気がつきましたね！ 説明変数は、多ければ多いほどいいというものではありません。データを取って解析したら、実は関係がなかったような変数もあります。

(S) わーい！ 影響してるかどうかの評価は、単回帰のときみたいに、回帰係数の検定や推定をするのかな？

(A) 冴えてますね、その通りです。ただ、変数が複数になる分、操作が少し複雑になります。ここからは、統計ソフトで出てくる重回帰分析の結果を使って、その評価の方法をお話ししましょう。

(S) はーい！

5.3 重回帰の料理法

(A) さてここからは、重回帰の結果の評価のやり方を説明しましょう。

(S) あれ、偏回帰係数の求め方とかは？

(A) 単回帰のときは計算も含めて説明しましたが、重回帰の場合はとても計算が複雑になりますので、現実的には統計ソフトを使って計算することがほとんどです。だから、**「求め方」よりも「ソフトが出してきた結果の評価法」**を説明します。

(S) 確かに、論文読むときなんかは、評価の仕方のほうが大事そうですね。

(A) はい。今回は、こんなデータを扱ってみましょう。

成人男性の肺活量に、身長と体重と年齢が与える影響を評価するため、健康な男性24人を被験者にして測定を行った。
結果は以下の通りである

ID	身長 (cm)	年齢	体重 (kg)	肺活量 (L)	ID	身長 (cm)	年齢	体重 (kg)	肺活量 (L)
1	164	64	50	3.81	13	164	53	58	4.05
2	159	54	44	3.50	14	159	47	54	3.40
3	170	37	57	4.56	15	171	37	67	4.78
4	165	41	48	4.10	16	166	43	64	4.10
5	175	60	62	4.44	17	163	52	59	3.94
6	156	42	49	3.90	18	163	47	63	4.00
7	178	47	65	4.58	19	161	31	59	4.11
8	172	39	62	4.40	20	173	57	69	4.00
9	164	42	50	4.22	21	178	54	70	4.67
10	162	47	51	3.87	22	164	38	64	4.38
11	159	51	49	3.68	23	164	52	66	4.12
12	158	35	54	4.10	24	175	32	70	4.57

第5章 重回帰

(S) 身長と年齢と体重から、肺活量を予測するってことですよね？

(A) そうですね。まず、3つの説明変数と肺活量との関係を散布図にプロットすると、こうなります。

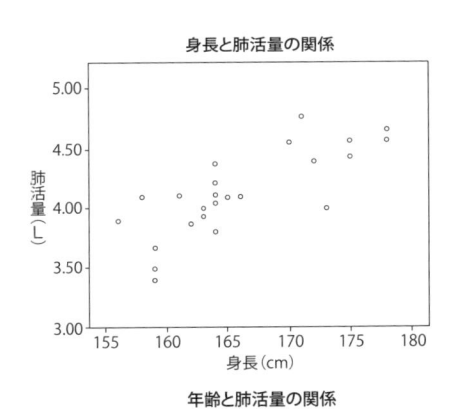

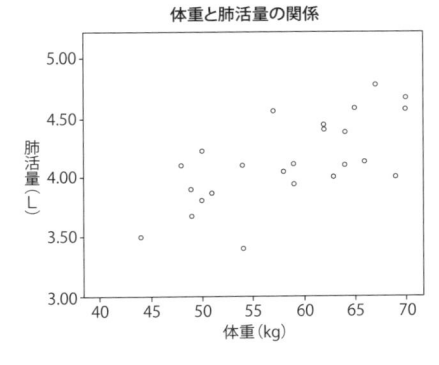

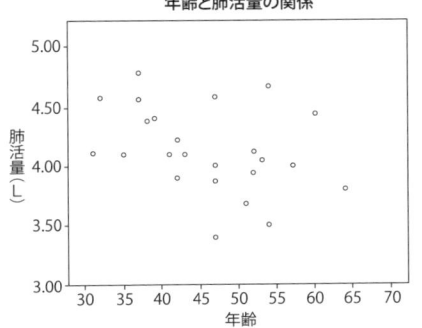

Ⓢ 身長と体重は、正の相関がありそうだけど、年齢はちょっとよくわかりませんね。でも、身長が高くなれば体重も増えそうだし、どうなんでしょうか？

Ⓐ かなりいいところに目を付けましたね！ 単回帰だけでは、3つの変数の影響をうまく評価できません。では、重回帰を実行してみましょう。

Ⓢ 身長と体重と年齢を説明変数にして、肺活量を応答変数にするんですね？

Ⓐ はい、その通りです。統計ソフト上で計算しますと、結果はこんなふうに出てきます。わかりますか？

重回帰検定結果

あてはめの要約

R^2 乗	0.7963
自由度調整 R^2 乗	0.7658
推定値の標準誤差（RMSE）	0.1739

分散分析

要因	自由度	平方和	平均平方	F値	p値
モデル	3	2.3637	0.7879	26.0631	<.0001
誤差	20	0.6046	0.0302		
全体（修正済み）	23	2.9683			

パラメータ推定値

項	推定値	標準誤差	t値	p値
切片	−2.227	1.098	−2.030	0.0561
身長	0.042	0.008	4.980	<.0001
年齢	−0.017	0.004	−4.000	0.0007
体重	0.004	0.007	0.580	0.5687

Ⓢ ひえー!! わかってきたかもじゃなくて、わかりません…

Ⓐ どうもすみません。高度な手法になってくると、結果のどこをどう読めばいいのか、見えにくくなることも多いんですよね。
　少しずつ説明していきましょう。まずは、**R と R2 乗**です。

1 どのくらい説明できてるの？

(S) これは、単回帰のときと同じかな？ どのくらい説明できてるか、でしたっけ？

(A) その通り、Rを**多重相関係数**、R2乗を**決定係数**と呼びます。そして決定係数の値は、応答変数、すなわち肺活量を、説明変数、すなわち身長と体重と年齢とでどれだけ説明できるかを示します。

> **決定係数（R2乗）**
> 応答変数を説明変数でどれだけ説明できているかの指標

(S) この場合はR2乗値が0.796って出てるから、肺活量の80%は身長と体重と年齢で説明できるってことですね？

(A) 少しうるさく言うと「肺活量のズレの80%は、身長と体重と年齢のズレで説明できる。残りの20%は誤差として残る」でしょうかね。

(S) なるほど。R2乗のとなりの、**調整済みR2乗** 0.766ってのは何でしょう？

(A) ソフトによっては、**自由度調整R2乗**と出ることもあります。理由は略しますが、さっき0.796と出てきたR2乗値は、標本数が少ないのに説明変数を多くつくったりすると、何の相関もなくても1に近づいてしまうんですね。それを補正したのが、この調整済みR2乗値です。標本数が説明変数の数に比べて十分大きければ、調整済みR2乗値と単なるR2乗値はあまり差がなくなります。

(S) わかりました。じゃあこちらを使って、全体の77%は説明できるってことですね。

(A) はい、次に**推定値の標準誤差** 0.1739は、各データについての「回帰式で出した予測値と実測値とのズレ」を標準偏差で表しています。ソフトによっては"RMSE"や、「誤差の標準偏差」と表示されることもあります。

◀ 推定値の標準誤差（RMSE）

(S) 標準偏差？

(A) ちょっとわかりづらいですね。こんなときは、極端な例を考えましょう。もし回帰がとてもうまくいって、予測値と実測値が完全に一致すれば、「予測値と実測値のズレ」はどうなりますか？

(S) どのデータでも予測値と実測値が完全に一致すれば、全てゼロですよね。あ、そのときは全部ゼロになるから、平均も分散も標準偏差もゼロだ！

(A) わかってきましたか？ 逆に、回帰の精度が悪ければ、予測値と実測値のズレは大きくばらつくことになるから、標準偏差 RMSE も大きくなります。

(S) ってことは…RMSE の値は、小さい方が回帰の精度がいいってことですね？

(A) その通りです！ 次に、分散分析表にいきましょう。

RMSE （誤差の標準偏差・ 推定値の標準誤差）	回帰の精度の指標 RMSE 小：精度よい RMSE 大：精度わるい

2 分散分析表を読んでみよう

分散分析（再掲）

要因	自由度	平方和	平均平方	F 値	p 値
モデル	3	2.3637	0.7879	26.0631	<.0001
誤差	20	0.6046	0.0302		
全体（修正済み）	23	2.9683			

(S) この表って、前回の表と同じ形ですね。ってことは、同じ分析ですか？

■注意
ソフトによっては、「モデル」「誤差」を「回帰」「残差」と表現しているものもあります。

(A) さすが、おっしゃる通りですよ。この分散分析では、各データのズレを、回帰式で説明できるズレ（モデル）とそれでも説明できないズレ（誤差）に切り分けている、と考えれば理解できると思います。

Point
分散分析は、回帰式で説明できるズレ（モデル）と
それでも説明できないズレ（誤差）とに分けている

(S) じゃあ、前回と同様に考えて…「回帰」の行が、平方和が 2.3637 で、自由度が 3 だから、平均平方は 2.3637 ÷ 3 = 0.7879。「誤差」の行が、平方和が 0.6046 で、自由度が 20 だから、平均平方は

0.6046 ÷ 20 = 0.0302。平均平方どうしを割り算したのがF値で、F = 0.7879 ÷ 0.0302 = 26.06 ってことですね？

(A) その通り！　この前計算したばかりですから、うまくできたでしょうか？　F = 26.06 のときのp値は0.0001より小さいので、十分に有意になりますね。

◀ 自由度（3, 20）のF分布の5%点は3.098 ≪ 26.06より、有意。

(S) わかりました。ここでの有意ってのは、どういうことですか？

(A) この場合の帰無仮説は、「すべての説明変数について、偏回帰係数がゼロ」を意味します。ですから有意になれば、「偏回帰係数がゼロではない説明変数が、少なくとも1つは存在する」ことになりますね。

◀ 帰無仮説の確認

分散分析の帰無仮説	すべての説明変数について偏回帰係数＝0
分散分析の対立仮説	偏回帰係数≠0の説明変数が少なくとも1つある

(S) 単回帰と一緒で、p値がすごく小さいから強い相関…ってわけじゃないんですよね。

(A) すばらしい！　とくに標本数を増やしていきますと、重相関係数の値が0.3や0.4でも、重回帰の分散分析のp値はどんどん小さくなります。この値だけで強弱を判断しないよう、注意しましょうね。

(S) はい！　次は、それぞれの説明変数の偏回帰係数ですね？

3　偏回帰係数を読んでみよう

パラメータ推定値（再掲）

項	推定値	標準誤差	t値	p値
切片	−2.227	1.098	−2.030	0.0561
身長	0.042	0.008	4.980	<.0001
年齢	−0.017	0.004	−4.000	0.0007
体重	0.004	0.007	0.580	0.5687

(A) この表です。定数あるいは切片と、身長・年齢・体重についての偏回帰係数が計算されています。横のt値とp値は、偏回帰係数に関するt検定の結果を示しています。

Ⓢ 切片が−2.227、身長・年齢・体重の偏回帰係数が 0.042、−0.017、0.004 だから…

式で表すと、

肺活量 (L) = (−2.227) + (0.042 ×**身長** (cm)) + (−0.017 ×**年齢**) + (0.004 ×**体重** (kg))

ってことですよね。

Ⓢ はい、例えば「年齢と体重がそのままで、身長が 1cm 変化する」と、どうなりますか？

Ⓢ 身長に関する偏回帰係数は 0.042 だから、肺活量が 0.042 リットル増えるってことですよね。

Ⓐ よくできました！ 次に t 検定ですが、これは単回帰と同じ操作をしています。

Ⓢ t 検定の帰無仮説は、「それぞれの偏回帰係数＝ゼロ」でしょうか？

Ⓐ そうですね。さきほどの分散分析は、「すべての偏回帰係数がゼロ」を帰無仮説にしていましたが、今度はそれぞれの説明変数についての検定結果を示しています。

Ⓢ とすると、身長と年齢は有意だけど、体重は p = 0.5687 になってますね…これは、有意じゃないかな？

Ⓐ その通り、体重に関しては「偏回帰係数＝ゼロ」の帰無仮説を棄却できません。p 値がかなり大きいので、身長や年齢と比較して、体重はあまりよい指標ではなさそうです。いったん体重を外して、身長と年齢の 2 つの説明変数から肺活量を予測する回帰分析を行うと、以下のようになります。

重回帰検定結果

あてはめの要約

R2 乗	0.793
自由度調整 R2 乗	0.773
推定値の標準誤差 (RMSE)	0.171

分散分析

要因	自由度	平方和	平均平方	F 値	p 値
モデル	2	2.354	1.177	40.198	0
誤差	21	0.615	0.029		
全体（修正済み）	23	2.968			

パラメータ推定値

項	推定値	標準誤差	t値	p値
切片		0.920	−2.782	0.011
身長	0.045	0.006	8.186	0.000
年齢	−0.017	0.006	−4.322	0.000

(S) えーと、まず調整済み R2 乗値が 0.773 ですね。さっき体重を入れたときの値が 0.766 だから、むしろ精度がよくなったのかな？ RMSE の値も 0.1711 で、さっきより少し小さくなりました。

(A) そうですね。切片や偏回帰係数はどうでしょう？

(S) 少しずつ、値が変わってます。切片が−2.561 で、身長が 0.045、年齢が−0.017 だから、

$$\text{肺活量}(L) = -2.561 + 0.045 \times \text{身長}(cm) - 0.017 \times \text{年齢}$$

ってことですね？

4 読む所がわかれば、式は単純に

(A) よくできました！ 途中経過でいろいろ難しい式が出てきますが、「どこを読み取ればいいか」さえわかれば、結果は単純な式で表せますね。むしろ、「**結果を単純な式で示すために、途中でいろいろ難しい計算をしている**」と考えても良いかもしれません。

(S) 苦しんだ分、最後に単純な結果が得られるってことですね！ ちょっと、嬉しいです。でも、体重を説明変数から除いたりするのは、自分で試行錯誤しないとダメなんでしょうか？

(A) 今回は説明変数が 3 つなので人力でもなんとかなりましたが、変数の数が増えていくと、ソフトを動かすだけでも大変になってきますよね。幸いたいていの統計ソフトには、説明変数をうまく選択してくれる手法が組み込まれています。ステップワイズ法とよばれます。

(S) ステップワイズ？

(A) 規則に従って「1 つずつ順番に」説明変数を出し入れしていく、というイメージでしょうか？

(S) なるほど、出し入れ、ですね。

第 5 章 重回帰

ステップワイズ法について ▶ 🅐 　ステップワイズ法には、いったんすべての変数を組み込んで、その後決定係数の値を見ながら変数を除いていく「**変数減少法**」、逆に変数を1つも組み込まない状態から増やしていく「**変数増加法**」、説明変数の出し入れを繰り返して、最適な式を見つける「**変数増減法**」の三通りがありますが、細かい説明はこの本の範囲外ですので、省略します。ただし**ソフトによっては、3つ目の「変数増減法」のみを「ステップワイズ法」と表記することもあるので、注意**しましょう。

強制投入法もあります ▶ 　また、ともかく全ての説明変数を組み込みたいときは、「**強制投入法**」という手法を使います。強制投入法はその名の通り、すべての説明変数を強制的に組み込んで回帰を実施します。

🅢 　うーん…いっぱいあるんですね。

🅐 　今回は、細かい手法の選択法まではわからなくても大丈夫です。ここまででお話しした結果の読み方は、どの方法でも使えますからね。

🅢 　ともかく、人力で苦しまなくても、ソフトがある程度は判定してくれるってことですよね？

🅐 　はい。ただ、最終的に選ばれた変数が医学的に意味のあるものか、関連していそうなものかどうかは、やはり人力で判断しないといけませんよ。

🅢 　統計ソフトは医学的な意味までは教えてくれないってことですね。わかりました！

ステップワイズ法	
変数減少法	いったんすべての変数を組み込んで、その後決定係数の値を見ながら変数を除いていく
変数増加法	変数を1つも読み込まない状況から増やしていく
変数増減法	説明変数の出し入れを繰り返して、最適な式を見つける

第5章 例題の解答

　成人男性の肺活量に、身長と体重と年齢が与える影響を評価するため、健康な男性24人を被験者にして測定を行った。
　結果は以下の通りである。

ID	身長 (cm)	年齢	体重 (kg)	肺活量 (L)	ID	身長 (cm)	年齢	体重 (kg)	肺活量 (L)
1	164	64	50	3.81	13	164	53	58	4.05
2	159	54	44	3.50	14	159	47	54	3.40
3	170	37	57	4.56	15	171	37	67	4.78
4	165	41	48	4.10	16	166	43	64	4.10
5	175	60	62	4.44	17	163	52	59	3.94
6	156	42	49	3.90	18	163	47	63	4.00
7	178	47	65	4.58	19	161	31	59	4.11
8	172	39	62	4.40	20	173	57	69	4.00
9	164	42	50	4.22	21	178	54	70	4.67
10	162	47	51	3.87	22	164	38	64	4.38
11	159	51	49	3.68	23	164	52	66	4.12
12	158	35	54	4.10	24	175	32	70	4.57

このとき、身長と年齢と体重から、肺活量を予測する重回帰分析の結果は以下の通りになった。

重回帰検定結果

あてはめの要約

R^2 乗	0.7963
自由度調整 R^2 乗	0.7658
推定値の標準誤差 (RMSE)	0.1739

分散分析

要因	自由度	平方和	平均平方	F 値	p 値
モデル	3	2.3637	0.7879	26.0631	**<.0001**
誤差	20	0.6046	0.0302		
全体（修正済み）	23	2.9683			

パラメータ推定値

項	推定値	標準誤差	t 値	p 値
切片	−2.227	1.098	−2.030	**0.0561**
身長	0.042	0.008	4.980	**<.0001**
年齢	−0.017	0.004	−4.000	**0.0007**
体重	0.004	0.007	0.580	**0.5687**

1. 重回帰式を記述せよ。同時に、結果に提示されている数値の意味を説明せよ。

2. 身長170cm, 年齢58歳、体重75kgの成人男性の肺活量を、重回帰式から予測せよ。

3. 体重と身長が変化しない場合に、年齢が10歳増えると、肺活量は何リットル変化すると考えられるか。

---

1. **【自由度調整R2乗値0.766】**：肺活量（応答変数）変動の76.6%は、身長・体重・年齢（説明変数）の変動で説明可能。

    【推定値の標準誤差・誤差の標準偏差RMSE】：重回帰式で予測した肺活量値と実際の肺活量値の誤差を、標準偏差の形で表示（小さいほど誤差小さい）

    【分散分析のF値とp値】：「偏回帰係数がすべてゼロ」という帰無仮説に対するp値を表示。p値が0.05未満なら、少なくとも1つの偏回帰係数はゼロではない。

    【パラメータ推定値】：各説明変数に対応する偏回帰係数と、「各説明変数の回帰係数＝ゼロ」の帰無仮説に対するp値を表示。p値が0.05未満なら、その偏回帰係数はゼロではない。

    重回帰式： 肺活量（mmHg）＝－2.227＋0.042×身長（cm）－0.017×年齢＋0.004×体重（kg）

2. 重回帰式に身長170cm・年齢58歳・体重75kgをあてはめて、 肺活量＝－2.227＋0.042×170－0.017×58＋0.004×75＝4.23（ℓ）

3. 年齢に関する偏回帰係数が－0.017であることから、年齢が10歳増えると、肺活量は0.017×10＝0.17ℓ減少する。

第6章 ロジスティック回帰

あるなしデータも、予測がしたい！

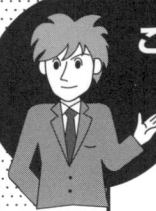

この章のねらい

　この6章でも、前の5章に引き続いて、ある変数から別の変数を予測する回帰についての応用的な手法を学びます。

　前回扱った重回帰は、身長と体重と年齢から肺活量を予測するように、複数の説明変数（身長と体重と年齢）から、連続値をとる1つの応答変数（肺活量）を予測する手法でした。

　重回帰も強力な手法ですが、連続値でなく、「あるなしデータ」を予測したくなる状況も考えられます。
　例えば、身長と年齢と血圧から、薬が効くかどうかを予測したい…などです。

　このような「複数の説明変数から、『ある・なし』の二値データである応答変数を予測したいとき」に使える手法が、今回扱うロジスティック回帰です。

　応答変数の尺度が違うだけなので、単回帰や重回帰と多くの内容が重なりますが、ロジスティック回帰独自の少し複雑な部分も含まれますので、注意が必要です。

いつ使うの？

　前回同様、同じグループから複数のデータを取った際に、2つ以上のデータから「あるなし」データを予測したいときに使う手法です。例えば身長と体重と年齢から薬が効くかどうかを予測するときや、年齢と血圧から病気の有無を予測したいときなどに使います。
　この章で扱うロジスティック回帰は、応答変数が名義尺度の場合に使う手法です。

例題 ロジスティック回帰の「料理法」

呼吸器内科を受診した40歳以上の患者について、慢性閉塞性肺疾患（COPD）の有無と、喫煙歴および年齢の関係を調査した。31人中12人がCOPDの疑い例と診断された。喫煙歴（パックイヤー）および年齢は、以下の通りであった。なおたばこを一日a箱、b年間吸った場合、abパックイヤーの喫煙歴とカウントする。

「COPD有無」と「喫煙歴」と「年齢」 131人のデータ

患者	COPD疑い	喫煙歴（パックイヤー）	年齢	患者	COPD疑い	喫煙歴（パックイヤー）	年齢
1	あり	0	68	17	なし	0	42
2	あり	40	56	18	なし	15	44
3	あり	30	63	19	なし	0	50
4	あり	25	75	20	なし	10	61
5	あり	40	55	21	なし	0	70
6	あり	45	60	22	なし	0	48
7	あり	50	75	23	なし	0	52
8	あり	10	71	24	なし	0	50
9	あり	25	45	25	なし	0	60
10	あり	20	58	26	なし	0	43
11	あり	10	74	27	なし	0	51
12	あり	35	65	28	なし	0	47
13	なし	25	40	29	なし	0	56
14	なし	10	35	30	なし	20	61
15	なし	5	47	31	なし	0	45
16	なし	0	50				

1. このとき、喫煙歴（パックイヤー）と年齢から、COPD疑いの有無を予測するロジスティック回帰分析の結果は以下の通りになった。

ロジスティック検定結果

モデル	（−1）* 対数尤度	自由度	カイ2乗値	p値
差	8.179	2.000	16.359	0.0003
完全	12.511			
縮小	20.690			

Cox-Snell R2乗	Nagelkerke R2乗
0.410	0.557

方程式中の変数

	β	標準誤差	Wald	自由度	有意確率 (p 値)	Exp(β)	Exp(β) の 95% 信頼区間 下限	上限
パックイヤー	0.082	0.039	4.388	1	0.036	1.086	1.005	1.172
年齢	0.143	0.055	6.692	1	0.010	1.154	1.035	1.287
定数	−9.524	3.329	8.182	1	0.004	0.000		

（β：ロジスティック回帰係数）

ロジスティック回帰式を記述せよ。同時に、結果に提示されている数値の意味を説明せよ。

2. 1日1箱35年間喫煙している55歳の患者が、「COPD疑い」と診断される確率を求めよ。

3. 年齢が40歳で喫煙歴が40パックイヤーの患者Aと、同じ年齢で喫煙歴が20パックイヤーの患者Bについて、COPD疑いの有無に関するオッズ比を求めよ。

6.0 はじめに

- S こんにちは！
- A さじょーさん、おはようございます。前回は、重回帰のお話をしました。
- S 概念は単回帰とあまり変わらないけれど、結果の解釈がとっても大変でした…。
- A いろいろな結果がいっぺんに出てきてしまうから、ずいぶん厄介に感じたと思います。でも、どこの数字を見ればよいかがわかれば、さほど難しいことではありませんよね。大事な数字と、見落としてもよい数字を、区別できるといいですね。
- S そうですね、切り分けがうまくできるように、がんばります！ 今日は、また回帰のお話でしょうか？
- A はい、今日も回帰です。前回は説明変数を増やしてみましたが、今回は応答変数に手を加えてみましょう。
- A はーい！

6.1 予測する相手は？

1 「あるなしデータ」は予想できる？

A 前回の重回帰は、複数の説明変数から1つの応答変数を予測するやり方でした。ところで、応答変数にも少し条件をつけていたのを、覚えてますか？

S えーと…あ、応答変数は間隔尺度が比尺度でないとダメなんでしたよね？

今までは応答変数を限定 ▶ **A** よく覚えてましたね！ 前回の単回帰もそうですが、**応答変数は間隔尺度・比尺度、すなわち連続値をとるものに限定**していました。

　でも、そうでない回帰をしたいときもありますよね。

S 連続値でない尺度…たとえば、「効く」と「効かない」とかでしょうか？

A その通り。効く・効かないのような「あるなしデータ」は、頻繁に使われる尺度ですから、このデータに使える手法が欲しいところです。

S 「効く」を1、「効かない」を0にして、数値化したらだめなんですか？

A ダミー変数と呼ばれる方法ですね。

> **Point**
>
> ダミー変数を導入する
> 「効く」⇒ 1　　「効かない」⇒ 0

　とても良い方法なんですが、単純に0と1に変換しただけでは、いくつか問題があります。

S どうしてでしょう？

A 単回帰にせよ重回帰にせよ、応答変数の予測値には、全く制約がないのが前提になっています。

S 制約がない？

A すなわち、どんな値をとってもよいってことですね。100かもしれないし、−23かもしれないし、0.4かもしれません。だから、「0

と1しか値をとらない」ような回帰式をつくるのは、実質的には不可能です。

S そうか…じゃあ、どうしたらいいんでしょう？

A 実は、「効く」を1、「効かない」を0にする操作をもっと拡張すると、答えにたどり着けます。

S え？

A さっきダメだった理由は、予測値はどんな値もとりうるのが前提なのに、作ったダミー変数が0と1しか値をとれないからでした。だから、ダミー変数をどんな値もとれるように改造してしまえば、単回帰や重回帰と似た手法が使えます。

S なるほど！

2 「0と1」を、「−∞から+∞まで」へ！

A まず、「効く」「効かない」を拡張して、**効く確率P**なる変数をおきます。

S 効く確率なら、0から1の間を動くんですよね。

A その通りです。まずこの操作で、「0と1だけ」から「0から1まで、どの値もとる」に拡張できました。 ◀ 0から1までになった

S じゃあ次は、もっと広い範囲を動くように変形すればいいんですね？

A はい。0から1までを動く確率Pの、動く範囲を拡げる方法はさまざまありますが、簡単な方法として $\frac{P}{1-P}$ を作ってみましょう。Pが0から1まで動くとき、$\frac{P}{1-P}$ はどんな範囲を動くでしょうか？

S なんか高校の数学みたいですけど…えーと、Pが0のときは $\frac{P}{1-P}$ は $\frac{0}{1}$ だから、0。その後は分子Pが大きくなって、分母1−Pは小さくなるから、どんどん増加していきますね。Pが1に近づくと、$\frac{P}{1-P}$ はゼロ分の1に近づくから…無限に大きくなる？

A よくできました！ Pが0から1までを動くとき、$\frac{P}{1-P}$ はゼロからプラス無限大まで増加していきます。

S じゃあ、$\frac{P}{1-P}$ を予測する式を立てればいいんですか？

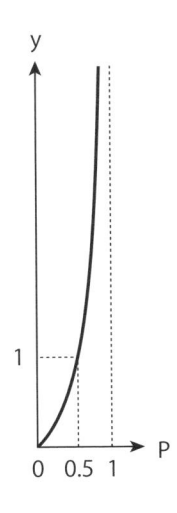

$y = \frac{P}{1-P}$ $(0<P<1)$
のグラフ

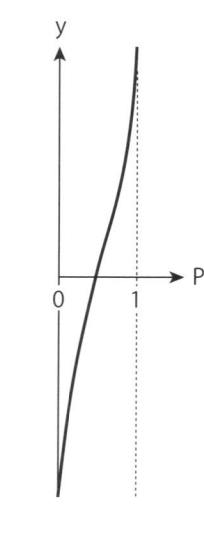

$y = \text{Ln}\dfrac{P}{1-P}$ (0<P<1)
のグラフ

A ほとんど正解です。でも「どんな値もとる」以上、負の値もとらなければいけません。

S あ、そうか…0からプラス無限大まで動くだけじゃ、だめなんですね。マイナス無限大まで動くには…

A ちょっと難しいかも知れませんが、**対数をとればいいんですよ。**

> **Point** 対数をとると動く範囲を広げることができる

S なるほど、log0はマイナス無限大、log1はゼロ、そのあとはどんどん大きくなるから…うまい方法ですね！

A 具体的には、$\dfrac{P}{1-P}$ の自然対数をとります。

S $\text{Ln}\left(\dfrac{P}{1-P}\right)$ をつくれば、Pがゼロから1まで動くとき、マイナス無限大からプラス無限大まで全実数を動いてくれるんだ！

「0と1」から全実数へ
効く＝0　効かない＝1：　0と1のみ
効く確率P：0から1まで
$\dfrac{P}{1-P}$ ：0から$+\infty$まで
$\text{Ln}\left(\dfrac{P}{1-P}\right)$：$-\infty$から$+\infty$まで（全実数）

3 ロジスティック回帰式を立てよう

A なかなか巧妙ですよね？　この $\text{Ln}\left(\dfrac{P}{1-P}\right)$ を、Pのロジット（Logit）と呼んで、Logit(P) と書きます。そして Logit(P) を、いろいろな説明変数を使って回帰するのが、この章で紹介する「**ロジスティック回帰**」です。

Pのロジット	Logit(P)	$\text{Ln}\left(\dfrac{P}{1-P}\right)$

S 式は、どうなるんでしょうか？

A 重回帰と同様、単純な線形回帰に絞ってお話ししますから、式は

それほど複雑にはなりません。

たとえば、「身長と年齢と性別で、薬 A の効き目が変わる」なんてのを考えてみましょうか。仮に「薬 A の効き目」が連続的な数値で表せれば、前回紹介した重回帰ですよね。このとき、式はどうなりますか？

(S) 「薬 A の効き目」＝ $a + b_1 \times$ 身長＋ $b_2 \times$ 年齢＋ $b_3 \times$ 性別、かな？　あれ、性別はどうやって数値化するんでしょう？

(A) 性別は、例えば「男性なら 1、女性なら 0」という変数を自分で作ってあげればいいんですね。これが、先ほど少しお話ししたダミー変数です。

◀ ダミー変数を作る

(S) なるほど、身長と年齢はそのままの数値を入れて、性別は特別な変数をつくる、と…。

(A) そうですね。そして薬 A の効き目が、「効く」「効かない」の二値しかとらないあるなしデータだったときに使うのが、ロジスティック回帰です。右辺はそのままで、左辺だけを先ほどのロジットに変えます。

(S) 右辺がそのままなら…薬 A が効く確率を P とおいて、

$$\text{Logit}(P) = \text{Ln}\left(\frac{P}{1-P}\right) = a + b_1 \times 身長 + b_2 \times 年齢 + b_3 \times 性別$$

ってことですか？

(A) 正解！　立式自体は、前回の重回帰とほとんど同じですね。

(S) 名前は難しそうだけど、式を立てるのはそんなに複雑じゃなくて、安心しました。

6.2 ロジスティック回帰係数の「ふしぎ」

1 オッズ比との密接な関係

(A) さて、ロジスティック回帰の式を立てていただきました。b_1 から b_3 は、重回帰だと何て言いましたっけ？

(S) えーと、偏回帰係数！

(A) そうですね。ロジスティック回帰の場合は、そのまま「**ロジスティック回帰係数**」と呼びます。このロジスティック回帰係数、前回の本でも少しだけ「ほのめかし」ましたけど、実はオッズ比と密接に関わっています。

(S) え？ オッズ比？

(A) これから種明かしをしていきますが、まずはイメージから。ロジットの中身、$\dfrac{P}{1-P}$ って、どんな数でしょう？

(S) Pが効く確率、1−Pは効かない確率だから、効く確率を効かない確率で割る…あ、これもオッズですね？

オッズ	$\dfrac{\text{「イベントが発生した人数」}}{\text{「イベントが発生しなかった人数」}} \left(= \dfrac{\text{イベントが起こる確率}}{\text{イベントが起こらない確率}} \right)$

リスクは「全体」÷「イベントが起きた人」で、分子が分母に含まれるので、割合です。

オッズは「イベントが起きた人」÷「イベントが起きなかった人」で、分子が分母に含まれないので、比です。

(A) その通り、**リスクが「全体に対するイベントが起きた人の割合」、オッズが「イベントが起きた人とイベントが起きなかった人の比」** ですから、まさにオッズになるんですね。では、もう少し計算してみましょうか。

(S) はい！

2 計算するときれいな式に！

(A) 例えば、身長 160cm、年齢 40 歳の男性に薬 A が効く確率を p_1 としますと、上の式はどうなるでしょう？

(S) 代入すればいいんですよね。身長と体重はそのままで、性別は「男性だと 1、女性だと 0」だから、
$$\mathrm{Ln}\left(\dfrac{p_1}{1-p_1}\right) = a + b_1 \times 160 + b_2 \times 40 + b_3 \times 1$$
ですね？

(A) そうですね。式が長いので、この式の結果をいったん k_1 とおきましょう。
すなわち、

$$\mathrm{Ln}\left(\dfrac{p_1}{1-p_1}\right) = a + b_1 \times 160 + b_2 \times 40 + b_3 \times 1 = k_1$$

ってことです。

つぎに、身長160cm、年齢40歳の「女性」に効く確率を p_2 として、同じ式を作って下さい。

S 身長と年齢は一緒で、性別だけ変わるんだから、
$$\mathrm{Ln}\left(\frac{p_2}{1-p_2}\right) = a + b_1 \times 160 + b_2 \times 40 + b_3 \times 0$$
かな？

A 簡単ですよね。こちらも、k_2 とおきます。

$$\mathrm{Ln}\left(\frac{p_2}{1-p_2}\right) = a + b_1 \times 160 + b_2 \times 40 + b_3 \times 0 = k_2$$

◀ $\mathrm{Ln}(X) = P$ のとき、$X = e^P$ です

ですね。

さて、k_1 や k_2 はもともとロジットでしたから、対数の世界で議論をしています。これを、実数の世界に戻してあげましょう。e^{k_1}、e^{k_2} はどうなりますか？

S 左辺は $\mathrm{Ln}\left(\frac{P}{1-P}\right)$ だったんだから、$e^{k_1} = \frac{p_1}{1-p_1}$、$e^{k_2} = \frac{p_2}{1-p_2}$ ですね。あ、実数に戻すと、オッズそのものになりました。

A では、割り算すると？

S $e^{k_1} \div e^{k_2}$ で、$\frac{p_1}{1-p_1} \div \frac{p_2}{1-p_2}$、これはオッズ比だ！

A そう、$\frac{p_1}{1-p_1}$ は（160cm、40歳、男性）のオッズ、$\frac{p_2}{1-p_2}$ は（160cm、40歳、女性）のオッズですから、割り算した結果はまさにオッズ比ですね。この式を、さらに計算できますか？

S $e^{k_1} \div e^{k_2}$ は、$e^{k_1-k_2}$ ですよね。

◀ $e^{k_1} \div e^{k_2}$
$= \dfrac{e^{k_1}}{e^{k_2}}$
$= e^{(k_1-k_2)}$

$$\begin{array}{r} k_1 = a + b_1 \times 160 + b_2 \times 40 + b_3 \times 1 \\ -\underline{\quad k_2 = a + b_1 \times 160 + b_2 \times 40 + b_3 \times 0\quad} \\ k_1 - k_2 = \qquad\qquad\qquad\qquad\qquad b_3 \end{array}$$

b_3 が1個だけ残ってあとは全部消えて、$k_1 - k_2 = b_3$ だから、

$$\text{「オッズ比」} = \frac{p_1}{1-p_1} \div \frac{p_2}{1-p_2} = e^{k_1} \div e^{k_2} = e^{(k_1-k_2)} = e^{b_3}$$

です！ すごくきれいな式になりました。

3 回帰係数からオッズ比が！

(A) よくできました！ b_3 は性別に関するロジスティック回帰係数だから、「身長と年齢が変わらない男性と女性がいたとき、男性の女性に対するオッズ比」が e^{b_3} ということになります。

(S) えーと、なんで「男性の女性に対する」になるんでしょう？

(A) ダミー変数だと少しわかりづらいですね。本来は偏回帰係数と同様に、「b_3 だけが 1 増えたときに…」となります。しかし b_3 は、男性＝1、女性＝0 の値しかとり得ないので、「b_3 だけ 1 増えた」＝「身長と年齢は一定で、女性と男性を比較した」ことになるんですね。言い換えれば、「身長と体重が変わらない男性と女性について、薬 A が効くオッズは男性が e^{b_3} 倍になる」ってことです。

(S) じゃあ、身長についてのオッズ比が e^{b_1} で、体重についてのオッズ比が e^{b_2} ってことですね？

(A) その通りです。**ロジスティック回帰係数 b_i は、e^{b_i} をとると、その説明変数についてのオッズ比になります**。このオッズ比を、他の説明変数の影響を取り除いて評価できると言う意味で、「**調整済みオッズ比**」などと表現することもあります。

> **Point**
> ある説明変数についてロジスティック回帰係数が b_1
> ⇒オッズ比（調整済みオッズ比）　e^{b_1}

(S) 自然対数 e のロジスティック回帰係数乗をすると、オッズ比になるってことですね。よくわかりました！

6.3　ロジスティック回帰の料理法

1 料理は統計ソフトで

(A) 続いて「ロジスティック回帰の料理法」、統計ソフト上での取扱い方ですね。
こんな例を用意しました。

呼吸器内科を受診した 40 歳以上の患者について、慢性閉塞性肺疾患（COPD）の有無と、喫煙歴および年齢の関係を調査した。31 人中 12 人が COPD の疑い例と診断された。喫煙歴（パックイヤー）および年齢は、以下の通りであった。なおたばこを一日 a 箱、b 年間吸った場合、ab パックイヤーの喫煙歴とカウントする。

「COPD 有無」と「喫煙歴」と「年齢」 131 人のデータ

患者	COPD 疑い	喫煙歴（パックイヤー）	年齢	患者	COPD 疑い	喫煙歴（パックイヤー）	年齢
1	あり	0	68	17	なし	0	42
2	あり	40	56	18	なし	15	44
3	あり	30	63	19	なし	0	50
4	あり	25	75	20	なし	10	61
5	あり	40	55	21	なし	0	70
6	あり	45	60	22	なし	0	48
7	あり	50	75	23	なし	0	52
8	あり	10	71	24	なし	0	50
9	あり	25	45	25	なし	0	60
10	あり	20	58	26	なし	0	43
11	あり	10	74	27	なし	0	51
12	あり	35	65	28	なし	0	47
13	なし	25	40	29	なし	0	56
14	なし	10	35	30	なし	20	61
15	なし	5	47	31	なし	0	45
16	なし	0	50				

第 6 章　ロジスティック回帰

(S)　1 日 2 箱 25 年吸ったら、2 × 25 = 50 パックイヤーってことか…パックイヤーが大きいほど、年齢が高いほど、COPD のリスクが高そうですね。でも、COPD ってなんですか？　呼吸器だと、喘息ならなんとなくわかりますけど…

(A)　たしかに、喘息に比べてあまりメジャーでない病気ですね。喘息は発作が起きたときだけ突発的に呼吸が苦しくなりますが、COPD はたばこの煙などさまざまな原因で、気管支や肺にゆるやかに障害がおきて、息苦しさが続く病気です。

◀ COPD とは

　2001 年に発表された疫学研究によりますと、日本の患者数は、潜在的には 500 万人を超えると言われてるんですよ。ほぼ、喘息と同じレベルです。これは、「ある時点で何人病気の人がいるか？」だから、「有病率」ですね。

(S)　へえ、知りませんでした…たばこが原因になるんですね？

(A) はい、喫煙が最大のリスクファクターです。「肺の生活習慣病」なんて呼ばれることもあります。そして年を取るとどうしても呼吸機能が弱くなりますから、こちらも合わせて解析してみようってことで、この例を作りました。

(S) じゃあ、パックイヤーと年齢を説明変数にして、応答変数は「『COPD疑い』の確率」ですか？

P＝『COPD疑い』の確率 ▶ (A) よくできました！ ただ、確率ですと0から1までしか動けないので、「『COPD疑い』の確率」を p とおいて、$\text{Logit}(p) = \text{Ln}\left(\frac{P}{1-P}\right)$ を応答変数におきましょう。回帰式を作れますか？

(S) 右辺は、重回帰と一緒のはずだから…
Logit（「COPD疑い」の確率）＝ $a + b_1 ×$ パックイヤー $+ b_2 ×$ 年齢
でしょうか？

(A) その通りです！ データを組み込んで統計ソフトで解析しますと、こんな結果が得られます。

尤度比検定

モデル	(−1)*対数尤度	自由度	カイ2乗値	p値
差	8.179	2.000	16.359	0.0003
完全	12.511			
縮小	20.690			

Cox-Snell R2乗	Nagelkerke R2乗
0.410	0.557

方程式中の変数

	β	標準誤差	Wald	自由度	有意確率（p値）	Exp(β)	Exp(β)の95%信頼区間 下限	上限
パックイヤー	0.082	0.039	4.388	1	0.036	1.086	1.005	1.172
年齢	0.143	0.055	6.692	1	0.010	1.154	1.035	1.287
定数	−9.524	3.329	8.182	1	0.004	0.000		

（β：ロジスティック回帰係数）

2　モデルのあてはまり度をみる

(S)　覚悟はしてましたけど、またまたたくさん数値が出てきましたね…

(A)　1つ1つ、クリアしていきましょう。まず、重回帰分析における分散分析、すなわちモデル全体が「意味があるかどうか？」の検定が、尤度比検定です。ソフトによっては、「モデル全体の検定」「オムニバス検定」などと表現されています。

(S)　尤度…？？　重回帰のときはF値でしたけど、今回は違うのかな？

(A)　尤度は、「モデルの『もっともらしさ』」を数値化したものですが、ここではあまり深く気にしなくて大丈夫です。この場合はF値ではなく、カイ2乗値が出てきます。評価の仕方は重回帰と同様、p値をみれば大丈夫ですよ。

(S)　カイ2乗値が16.359で、p値が0.0003。5%より小さいから、モデルに意味はありそうですね。

(A)　そう、その通りです。

(S)　じゃあ次は、決定係数？

(A)　ソフトによっては、重回帰分析の決定係数に対応するR^2乗値を表示してくれるものもあります。「Cox－snellのR^2乗値」0.410とか、「NagelkerkeのR^2乗」値0.557などですが、ロジスティック回帰の場合には値の評価がはっきりしないことも多いので、それほど気にしなくても大丈夫です。

(S)　評価がはっきりしない？

(A)　どのくらいの値なら「よく説明している」と言えるのか、の基準が、さほど確定していないんですね。ロジスティック回帰の場合は、ふつうの重回帰よりも低めの数値になることも多いです。ただ1つ、Cox－snellのR^2乗値は、最大値が1より小さいので、扱うときはより注意がいります。Nagelkerkeの方は、0から1までを動くように調整したものなので、大丈夫ですが…

Cox－snell　R^2乗	最大値＜1
Nagelkerke　R^2乗	最大値＝1

S　とりあえず、あまり悩まなくてもよいってことですね。

3　できあがりを読んでみよう

A　はい。では、それぞれの説明変数ごとのロジスティック回帰係数についての推計結果に移りましょう。

S　定数が－9.524 で、パックイヤーが 0.082、年齢が 0.143 だから…

> Logit（「『COPD 疑い』確率」）
> ＝－9.524 ＋ 0.082 ×パックイヤー＋ 0.143 ×年齢

ってことですね。右の"Wald"ってのは、何でしょうか？

ワルド検定 ▶ A　回帰係数の t 検定に相当する、Wald 検定（ワルド検定）の値を示しています。

S　えー、また新しい検定手法？？

A　ここでは、Wald 検定の中身を細かく考えなくても大丈夫ですよ。p 値、ソフトによっては「有意確率」をチェックすれば大丈夫です。

S　パックイヤーが 0.036、年齢が 0.010 だから、大丈夫かな？

A　そうですね。そして右端は、Exp（回帰係数）と、その信頼区間です。これ、何の値でしたっけ？

S　えーと…あ、e の回帰係数乗だから、オッズ比ですね！　パックイヤーは 1.086、年齢が 1.154 だから、例えば「喫煙歴が変わらず、年齢が 1 歳だけ増えると、『COPD 疑い』のオッズは 1.154 倍になる」ってことですよね？

A　そうですね。そして、Exp（回帰係数）の 95% 信頼区間はどうでしょうか？

S　パックイヤーが 1.005 から 1.172、年齢が 1.035 から 1.287 ですけど、何を評価するのかな？

A　リスク比やオッズ比が有意かどうかは、最終的にどう評価するんでしたっけ？

1 をまたぐかどうか
（『わかりません!!』 ▶ S　そうか、信頼区間が 1 をまたぐかどうか、でした。パックイヤー
第 9 章・第 10 章参照）　　　も年齢も 1 をまたいでいないから、どちらも有意ですね。

> **Point**
>
> リスク比・オッズ比の信頼区間が
> 　　　1をまたぐ　　　：有意でない
> 　　　1をまたがない：有意である

　「パックイヤーと年齢は、「COPD疑い」となる確率を有意に増加させる」ってことかな？

(A) 　「パックイヤーの増大と、高齢化」でしょうかね？　ときどき報じられる、「●●と××が、△病の発症リスクを上げる」ような研究結果は、このロジスティック回帰がベースになっていることが多いんですよ。

(S) 　いろいろ、わかってきました。

(A) 　良かったです！　せっかくですから、もう少しだけ練習を。
　1日1箱35年間喫煙していて、いま55歳の人が、「COPD疑い」と判定される確率を計算できますか？

(S) 　はい！

> Logit（「『COPD疑い』確率」）
> 　＝－9.524＋0.082×パックイヤー＋0.143×年齢

　だから、右辺にパックイヤー＝1×35＝35と年齢＝55を代入して、
　　$\text{Logit}\left(\dfrac{P}{1-P}\right) = -9.524 + 0.082 \times 35 + 0.143 \times 55 = 1.211$
　ここからpを求めるのは…うーん…

(A) 　さっきと同様に、まず対数を外してあげましょう。

(S) 　えーと、$\text{Ln}\left(\dfrac{P}{1-P}\right) = 1.211$ だから、$\dfrac{P}{1-P} = e^{1.211}$ ですよね。
　$\dfrac{P}{1-P} = e^{1.211}$
　両辺に（1－P）をかけて、
　　$P = e^{1.211} \times (1-P)$
　移項して、
　　$(1 + e^{1.211}) P = e^{1.211}$ だから、
　　$P = \dfrac{e^{1.211}}{1 + e^{1.211}} = \dfrac{3.357}{1 + 3.357} = 0.77$。

77％になりました！

Ⓐ よくできました！ 一般に回帰係数の右辺、すなわち $a + b_1 \times$ 身長＋…の項が k になったとき、「効く」確率 P（応答変数が 1 になる確率）は $\frac{e^k}{1 + e^k}$ で表現されます。一回苦しい計算をしておけば、あとは少し楽になると思います。

> **Point**
>
> $\text{Logit}(P) = \text{Ln}\left(\frac{p}{1-p}\right) = k$ のとき
>
> $P = \frac{e^k}{1 + e^k}$

Ⓢ いろいろ難しかったけど、何とか少しは理解できそうです！

Ⓐ よかったです。次回は、「時間」の概念を入れた回帰のお話をしましょう。

Ⓢ はーい！

第6章 例題の解答

呼吸器内科を受診した40歳以上の患者について、慢性閉塞性肺疾患（COPD）の有無と、喫煙歴および年齢の関係を調査した。31人中12人がCOPDの疑い例と診断された。喫煙歴（パックイヤー）および年齢は、以下の通りであった（p66参照）。なおたばこを一日a箱、b年間吸った場合、abパックイヤーの喫煙歴とカウントする。

1. このとき、喫煙歴（パックイヤー）と年齢から、COPD疑いの有無を予測するロジスティック回帰分析の結果は以下の通りになった。

尤度比検定

モデル	（−1）*対数尤度	自由度	カイ2乗値	p値
差	8.179	2.000	**16.359**	**0.0003**
完全	12.511			
縮小	20.690			

Cox-Snell R2乗	Nagelkerke R2乗
0.410	0.557

方程式中の変数

	β	標準誤差	**Wald**	自由度	有意確率（p値）	**Exp(β)**	Exp(β)の95%信頼区間 下限	上限
パックイヤー	0.082	0.039	4.388	1	0.036	1.086	1.005	1.172
年齢	0.143	0.055	6.692	1	0.010	1.154	1.035	1.287
定数	−9.524	3.329	8.182	1	0.004	0.000		

（β：ロジスティック回帰係数）

ロジスティック回帰式を記述せよ。同時に、結果に提示されている数値の意味を説明せよ。

2. 1日1箱35年間喫煙している55歳の患者が、「COPD疑い」と診断される確率を求めよ。

3. 年齢が40歳で喫煙歴が40パックイヤーの患者Aと、同じ年齢で喫煙歴が20パックイヤーの患者Bについて、COPD疑いの有無に関するオッズ比を求めよ。

---

1. **【尤度比検定のカイ2乗値とp値】**：モデル全体が意味があるかどうかの検定。p値＝0.0003<<0.05より、意味があると考えられる。

   【Cox−snellのR2乗・NagelkerkeのR2乗】：重回帰分析の決定係数に対応。Cox−snellの最大値は1より小さいので要注意。ロジスティック回帰では、あまり重要ではない

   【回帰係数β】：各説明変数に対応するロジスティック回帰係数。
   【Wald】「各説明変数の回帰係数＝ゼロ」の帰無仮説に対するp値を表示。p値が0.05未満なら、その偏回帰係数はゼロではない。
   【Exp(β)】 自然対数eのβ乗の値。この値は、他の説明変数を固定してこの変数だけ1単位ずらした場合を元の状況と比較した際の、イベント発生のオッズ比を表す。
   例えば年齢についてe^β＝1.154より、同じ喫煙歴で年齢が1歳違う人を比較すると、COPD疑いと

診断されるオッズ比は1.154となる。

ロジスティック回帰式:「COPD疑い」と診断される確率をPとおいたとき、
Logit(P) = −9.524 + 0.082 × 喫煙歴(パックイヤー) + 0.143 × 年齢
ただし、$\text{Logit}(P) = \text{Ln}\left(\dfrac{P}{1-P}\right)$

2. ロジスティック回帰式に喫煙歴35年・年齢55歳をあてはめて、
$\text{Logit}(P)$
$= -9.524 + 0.082 \times 35 + 0.143 \times 55$
$= 1.211$

$\text{Ln}\left(\dfrac{P}{1-P}\right) = 1.211$ より、
$\dfrac{P}{1-P} = e^{1.211}$

$P = e^{1.211} \times (1-P)$
$(1 + e^{1.211}) P = e^{1.211}$
$P = \dfrac{e^{1.211}}{1 + e^{1.211}}$
$= \dfrac{3.3568}{1 + 3.3568}$
$= 0.77$

よって、COPD疑いと診断される確率は77%。

3. 患者Aと患者Bが「COPD疑いあり」と診断される確率を、それぞれP_A、P_Bとおく。すると求めるオッズ比は、
$\dfrac{P_A}{1-P_A} \div \dfrac{P_B}{1-P_B}$ である。これをKとおく。

AとBそれぞれについて、ロジスティック回帰式に数値を代入すると、

$\text{Logit}(P_A) = -9.524 + 0.082 \times 40 + 0.143 \times 40$
$\text{Logit}(P_B) = -9.524 + 0.082 \times 20 + 0.143 \times 40$

式ごと引き算すると、
$\text{Logit}(P_A) - \text{Logit}(P_B) = 0.082 \times (40 - 20)$
ここで左辺に注目すると、
左辺 $= \text{Logit}(P_A) - \text{Logit}(P_B)$
$\text{Ln}\left(\dfrac{P_A}{1-P_A}\right) - \text{Ln}\left(\dfrac{P_B}{1-P_B}\right)$
$= \text{Ln}\left(\dfrac{P_A}{1-P_A} \div \dfrac{P_B}{1-P_B}\right)$
$= \text{Ln}(K)$ である。
よって、$\text{Ln}(K) = 0.082 \times 20 = 1.64$

$K = e^{1.64} = 5.16$
よって、パックイヤーが20異なる患者Aと患者Bの、COPD疑いの有無に関するオッズ比は5.16。

第7章 生存時間解析

「ある・なし」＋「いつ」＝生存時間解析！

この章のねらい

この7章では、「時間」の概念を組み込んだ生存時間解析を学びます。

死亡や病気発症、あるいはウイルスの消失などのイベントについて、「ある一定期間内にイベントが起きたかどうか？」ではなく、「どれだけの期間、イベントが起こらずにいられたか？」を評価したくなることがあります。

イベントが起こるまでの時間、もしくはイベントが起きずにいられた時間を評価する際には、オッズ比やリスク比、カイ2乗検定はうまく適用できません。

全員にイベントが起こるまで追跡を続ければ、t検定のような手法も使えますが、現実的には試験が終了してもまだイベントが起きていない人や、途中で試験から外れてしまう人なども多く、t検定での比較はやや難しくなります。これを打ち切り例と呼びます。通常の試験はどうしても時間に限りがあるため、打ち切り例の存在は無視できません。

この7章で扱う生存時間解析は、さまざまな理由でイベント発生まで追跡できなかった例（打ち切り例）が含まれている場合でも、イベント発生までの時間に差があるかどうかを評価できる方法です。

今回は、単純に生存曲線同士を比較するログランク検定の計算手法と、さまざまな要因が生存曲線に及ぼす影響を同時に扱えるCox比例ハザードモデルの概要を紹介します。

いつ使うの？

死亡や病気発症、あるいはウイルスの消失などのイベントについて、「どれだけの期間、イベントが起こらずにいられたか？」を評価する際に使います。
特に、観測期間が終了してもイベントが発生しなかった例や、途中で試験から外れてしまった例が多い場合は、この生存時間解析が不可欠です。

> **例題**
>
> ## 生存曲線とログランク検定
>
> 　新しい抗がん剤の効果を評価するため、がん患者12人を新薬と既存薬6人ずつの2群に分けて、生存時間を比較する臨床試験を行った。観察期間は16週間で、12人のデータは以下の通りである。既存薬群で2週間後、新薬群で10週間後に、それぞれ1名ずつ脱落した。新薬群では1名のみ、観察期間終了時（16週間後）でも生存していた。このとき、新薬と既存薬とで生存時間に差があると言えるか？
>
> | グループ | ID | 時間（週） | 結果 |
> |---|---|---|---|
> | 既存薬 | O1 | 2 | 打ち切り |
> | 既存薬 | O2 | 3 | 死亡 |
> | 既存薬 | O3 | 5 | 死亡 |
> | 既存薬 | O4 | 7 | 死亡 |
> | 既存薬 | O5 | 9 | 死亡 |
> | 既存薬 | O6 | 11 | 死亡 |
> | 新薬 | N1 | 6 | 死亡 |
> | 新薬 | N2 | 8 | 死亡 |
> | 新薬 | N3 | 10 | 打ち切り |
> | 新薬 | N4 | 12 | 死亡 |
> | 新薬 | N5 | 15 | 死亡 |
> | 新薬 | N6 | 16 | 打ち切り |
>
> **1.** このデータについて、既存薬と新薬それぞれの生存曲線を描け。
>
> **2.** 既存薬と新薬とで患者の生存曲線に差があるか、ログランク検定によって比較せよ。

7.0　はじめに

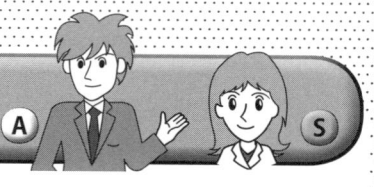

- **S**　おはようございます！

- **A**　さじょーさん、おはようございます。前回前々回と、重回帰そしてロジスティック回帰のお話をしてきました。

- **S**　単回帰みたいに「身長から体重を予測する」1対1じゃなくて、「身長と年齢から肺活量を予測する」みたいに、複数の測定値から1つの結果を予測するんでした。

🅐 結果が連続的な値なら、重回帰。病気のあるなしや、薬の効く効かないのような二値データならば、ロジスティック。本質的には、それほど変わりはありませんね。

🅢 けど、たくさん数値がでてきて、ちょっと難しめでした…とりあえず、もう一度整理してみます。今日は、どんなお話でしょうか？

🅐 今日は、今までとは「似てるようで違う」、時間の概念を盛り込んだお話をしましょう。

🅢 はーい！

7.1 「時間の予測」って?

🅐 さて、今回のテーマは、生存時間解析です。

🅢 生存時間…どれだけ長生きできるかを、比較するんでしょうか？

🅐 基本はその通りです。もちろん、「生きている時間」だけじゃなくて、感染症の薬であれば「ウイルスが消えるまでの時間」、抗がん剤であれば「症状が悪化せずに落ち着いている時間」、循環器の薬なら「心筋梗塞を起こさずに過ごせる時間」など、**いろいろな時間が解析の対象になります。**

◀ ○○までの時間（の長さ）

🅢 「生存時間」でなくても、「生存時間解析」はできるってことですね。

🅐 そうですね。今までの検定や推定と違うのは、連続的な「時間」を相手にしているところです。

🅢 時間を相手にするから、特別なんですか…。でも、生存時間だって連続的な値を取るんなら、普通に平均値を比べちゃダメなんですか？　もし「生存した人」と「途中で死亡した人」の比較なら、あるなしデータの比較になるし…

◀ あるなしデータの比較

🅐 とてもよい質問ですね！　まず後半部分から説明しましょうか。
生存時間解析は、「生存したか死亡したか」、すなわち「イベントが起こったか起こらないか」ではなくて、「どのくらいの時間、イベントが起きずにいられたか？」を比較する分析です。

生存時間解析

「どのくらいの時間、イベントが起きずにいられたか？」の比較

(A) これまでお話ししてきたようなあるなしデータの扱い方、カイ2乗検定やオッズ比やリスク比は、いずれも「ある期間内にイベントが起きたか起きないか？」を評価するものでしたよね。

(S) そうか！ 期間内に起きたか起きないかは評価できるけど、期間内のどの時点で起きたかについては、まったく情報がないんですね…

通常の「あるなしデータ」の評価法

「期間内にイベントが起きたかどうか」のみを評価
「期間内で『いつ』イベントが起きたか」は情報なし

(A) 例えば「5年間で心筋梗塞を発症するリスク」を評価する際には、試験開始後すぐに発症しても、1年後に発症しても、4年と364日後に発症しても、同じように扱われてしまいますね。

平均値の比較では？ ▶ **(S)** なるほど、わかりました。今まで勉強してきたあるなしデータの評価法では、生存時間解析はできそうにないですね。でも、平均値の比較はどうですか？ 時間は連続だし、「ゼロ」もあるし、比尺度ですよね…

(A) 尺度の議論もちゃんと覚えててもらえて、嬉しいです。結論から言いますと、もし全ての被験者について、イベントが起こるまでの時間を追跡できるのなら、今までの平均の比較でもOKなんです。

平均値での比較

全ての被験者を追跡できれば可能
（やや非現実的）

(S) ということは、全てを追跡できることはあまりないってことですか？

追跡できないときは？ ▶ **(A)** その通りです。患者全員が亡くなるまで追跡できることは、非常にまれなことですよね。

(S) すぐ亡くなる人もいれば、ずっと生き延びる人もいますものね…

(A) はい。さきほどの心筋梗塞の例でいえば、すべての被験者の人が心筋梗塞を発症するまで追跡を続けるのはとても困難で、現実的には一定期間だけ、例えば5年間だけ追跡をすることになります。

(S) そうすれば、5年間たっても心筋梗塞を起こさない人もいますよね。

(A) そうですね。5年間心筋梗塞を起こさなかった人の「生存時間」は、ぴったり5年間ではなくて、もっと長いはずですよね。だからこそ、少し違った手法が必要になるんです。

(S) なんとなく、わかってきました！

(A) 今お話ししたような、観察期間が終わるまでイベントを起こさなかった人の他にも、途中で病院に来なくなってしまったり、あるいは別の病気で亡くなってしまったりすることも考えられます。

(S) そのような人も、「**少なくともデータがとれていた間は、イベントが起きなかった**」って考えるべきなんですよね？

(A) するどい！　その通りです。今までお話ししたような、「観察期間終了までイベントなし」「イベントなしのまま、観察期間の途中で脱落」となった症例を、「打ち切り（censored）例」と呼びます。

> 「観察…イベントなし」は試験計画（観測終了、これ以上追跡不可能）による打ち切り、「途中脱落」はそれ以外の理由による打ち切りとも考えられます。

打ち切り（Censored）例

「観察期間終了までイベント起こらず」「イベントなしのまま途中で脱落」
⇒ ・今までの手法は使えない
　　・「データがとれていた期間は、イベントなし」と評価

打ち切り例を含むデータを扱う際には、特殊な方法をとる必要があります。

(S) それが、生存時間解析なんですね？

(A) はい。ここから、具体的な手法をご紹介しましょう。

(S) はーい！

7.2　生存曲線を描く

A　では、データを使って練習してみましょう。こんなデータを持ってきました。

> 新しい抗がん剤の効果を評価するため、がん患者12人を新薬と既存薬6人ずつの2群に分けて、生存時間を比較する臨床試験を行った。観察期間は16週間で、12人のデータは以下の通りである。既存薬群で2週間後、新薬群で10週間後に、それぞれ1名ずつ脱落した（打ち切り）。新薬群では1名のみ、観察期間終了時でも生存していた（打ち切り）。このとき、新薬と既存薬とで生存時間に差があると言えるか？

グループ	ID	時間（週）	結果
既存薬	O1	2	打ち切り
既存薬	O2	3	死亡
既存薬	O3	5	死亡
既存薬	O4	7	死亡
既存薬	O5	9	死亡
既存薬	O6	11	死亡
新薬	N1	6	死亡
新薬	N2	8	死亡
新薬	N3	10	打ち切り
新薬	N4	12	死亡
新薬	N5	15	死亡
新薬	N6	16	打ち切り

S　さっきの「打ち切り」例が、既存薬群で1例、新薬群で2例あるってことですね。まずは、何をすればいいんでしょうか？

A　まずは、生存曲線を描いてみましょうか。

S　生存曲線？

A　横軸に時間、縦軸に生存割合をとって、それぞれの群についてプロットしてみるんですよ。

S　わかりました！　それなら簡単…あれ？　でも、打ち切りが発生したら、どうやって扱えばいいんでしょうか？

A　すみません、説明なしでスタートしちゃいましたね。改めて、表を用意しました。

> 既存薬群で
> 2週目に
> 「打ち切り」、
> 新薬群で
> 10週目、16週目に
> 「打ち切り」と
> 考えます

グループ	ID	時間	打ち切り/死亡	死亡人数	全体人数	変動	生存割合(累積)
既存薬		0	死亡				
既存薬	O1	2	打ち切り				
既存薬	O2	3	死亡				
既存薬	O3	5	死亡		?		
既存薬	O4	7	死亡				
既存薬	O5	9	死亡				
既存薬	O6	11	死亡				
新薬		0	死亡				
新薬	N1	6	死亡				
新薬	N2	8	死亡				
新薬	N3	10	打ち切り		?		
新薬	N4	12	死亡				
新薬	N5	15	死亡				
新薬	N6	16	打ち切り				

(S) 試験開始時の 0 週間目の行が加わって、さらにたくさん列が追加されてますね。

(A) まず、「死亡人数」と「全体人数」の列を埋めましょう。既存薬群について、0 週間目の死亡人数と、全体人数は何人でしょう？

(S) 死亡人数は 0 人だと思うけど、全体人数ってのは？

(A) 全体人数は、「そのときにデータを観測できていた人数」です。この場合はスタート時だから、6 人ですね。このとき、生存割合（生存人数÷全体人数）はどうなりますか？

(S) 6 人中 6 人生存だから、生存割合は 1.00 ですね！

(A) もちろんその通りです。$\frac{6}{6}$ で、1.00 ですね。既存薬群では 2 週間後に 1 人が脱落しました。

(S) 脱落したから、生存割合は $\frac{5}{6} = 0.83$ になるんでしょうか？

(A) ここが注意のしどころですよ。生存割合を $\frac{5}{6}$ にしてしまうと、「脱落」を「死亡（イベント発生）」と同一視してしまうことになりますね。

(S) あ、そうでした！

(A) 打ち切り（脱落）の場合には、「死亡人数」はゼロになります。

(S) ってことは、生存割合は 1.00 のままでしょうか？ 「生存割合の変動」のところの、$(1 - \frac{0}{6})$ ってのは？

(A) これは「この時点で生存割合が何倍になったか」を表示していま

グループ	ID	時間	打ち切り/死亡	打ち切り人数	死亡人数	全体人数（観測可能人数）	生存割合の変動	生存割合（累積）
既存薬		0	死亡	0	0	6	0	1.00
既存薬	O1	2	打ち切り	1	0	6	$(1-\frac{0}{6})$	1.00
既存薬	O2	3	死亡	0	1	5	$(1-\frac{1}{5})$	0.80
既存薬	O3	5	死亡	0	1	4	$(1-\frac{1}{4})$	0.60
既存薬	O4	7	死亡	0	1	3	$(1-\frac{1}{3})$	0.40
既存薬	O5	9	死亡	0	1	2	$(1-\frac{1}{2})$	0.20
既存薬	O6	11	死亡	0	1	1	$(1-\frac{1}{1})$	0.00

死亡割合 = $\frac{死亡人数}{全体人数}$ です ▶

(S) あ、だから $\frac{0}{6}$ なんですね！ $1-\frac{0}{6}$ ってのは、1 − 死亡割合だから、生存割合の変化が出せるってことかな？

(A) その通り！ 次の3週間後はどうでしょう？

(S) 3週間後に観測可能だったのは5人で、この時点で1人死亡しているので、生存割合の変動が $(1-\frac{1}{5})=0.8$。だから、生存割合は 0.8。

生存割合の変動	1人死亡: $\left(1-\frac{1}{全体人数}\right)$ 倍 1人打ち切り: $\left(1-\frac{0}{全体人数}\right)$ 倍（不変）

(A) 続いて、5週間後は？

(S) 全体人数が4人で、1人死亡だから、生存割合の変動は $1-\frac{1}{4}=0.75$。生存割合は 0.75 ですか？

(A) ちょっと混乱しがちですが、0.75 は「何倍になったか？」という値ですから、それまでの生存割合とかけ算する必要がありますよ。

(S) なるほど、ややこしいですね…0.8 × 0.75 で、0.60 です。

(A) そう、0.60 になります。同じ調子で、既存薬群を全部埋められますか？

(S) この後は打ち切り例はなくて、1人ずつ死亡することになるから…

7週間後に3人中1人死亡で、$0.60 \times (1-\frac{1}{3})=0.4$。9週間

後に 2 人中 1 人死亡で、$0.4 \times (1 - \frac{1}{2}) = 0.2$。最後の 1 人が 11 週間後に死亡して、$0.2 \times (1 - \frac{1}{1}) = 0$、これでいいですか？

A よくできました！ 打ち切り例のときは 1 をかけ、イベント発生（死亡）のときは $(1 - \frac{1}{全体人数})$ をかけるやり方、少しは馴れてきたでしょうか？ 新薬群の方は、こちらで埋めましょう。各群についてグラフを描くと、こうなります。

◀「打ち切り例に 1 をかける」正しくは、
$1 - \frac{0}{全体人数} = 1$
です。

グループ	ID	時間	打ち切り/死亡	打ち切り人数	死亡人数	全体人数（観測可能人数）	生存割合の変動	生存割合（累積）	
既存薬		0	死亡	0	0	6	0	1.00	$(=1.00 \times 1)$
既存薬	O1	2	打ち切り	1	0	6	$(1 - \frac{0}{6})$	1.00	$(=1.00 \times 1)$
既存薬	O2	3	死亡	0	1	5	$(1 - \frac{1}{5})$	0.80	$(=1.00 \times \frac{4}{5})$
既存薬	O3	5	死亡	0	1	4	$(1 - \frac{1}{4})$	0.60	$(=0.80 \times \frac{3}{4})$
既存薬	O4	7	死亡	0	1	3	$(1 - \frac{1}{3})$	0.40	$(=0.60 \times \frac{2}{3})$
既存薬	O5	9	死亡	0	1	2	$(1 - \frac{1}{2})$	0.20	$(=0.40 \times \frac{1}{2})$
既存薬	O6	11	死亡	0	1	1	$(1 - \frac{1}{1})$	0.00	$(=0.20 \times 0)$
新薬		0	死亡	0	0	6	0	1.00	$(=1.00 \times 1)$
新薬	N1	6	死亡	0	1	6	$(1 - \frac{1}{6})$	0.83	$(=1.00 \times \frac{5}{6})$
新薬	N2	8	死亡	0	1	5	$(1 - \frac{1}{5})$	0.67	$(=0.83 \times \frac{4}{5})$
新薬	N3	10	打ち切り	1	0	4	$(1 - \frac{0}{4})$	0.67	$(=0.67 \times 1)$
新薬	N4	12	死亡	0	1	3	$(1 - \frac{1}{3})$	0.44	$(=0.67 \times \frac{2}{3})$
新薬	N5	15	死亡	0	1	2	$(1 - \frac{1}{2})$	0.22	$(=0.44 \times \frac{1}{2})$
新薬	N6	16	打ち切り	1	0	1	$(1 - \frac{0}{1})$	0.22	$(=0.22 \times 1)$

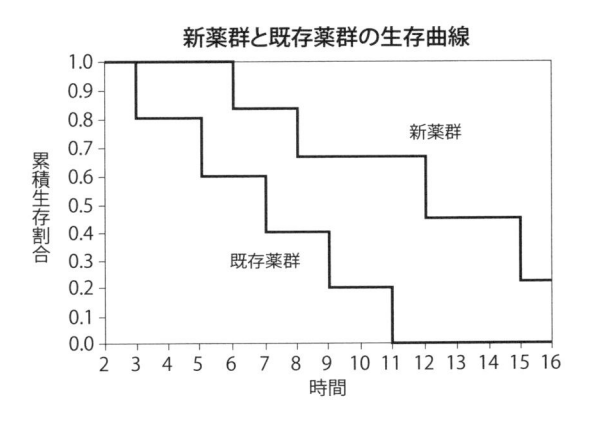

新薬群と既存薬群の生存曲線

第 7 章 生存時間解析

S これが、生存曲線？

カプラン＝マイヤー法 ▶ **A** そうですね。死亡例が出たポイントでのみ値が変化するので、実際にはどうしても「生存折れ線」になってしまいますが、生存曲線と呼ばれます。今試してもらったような方法、すなわち打ち切りを考慮しつつ、生存割合をかけ算しながらプロットしていく方法を、**カプラン＝マイヤー法**とよびます。生存時間解析では、非常に良く出てくる方法なので、名前も覚えておきましょう。

S はーい！　次は、検定でしょうか？

A お待たせしました。生存曲線を描いた後は、差があるかないかの検定を実施します。

7.3　生存曲線の検定　～ログランク検定～

1　イベント発生順の表を書く

A さて生存曲線についての検定ですが、もっとも代表的な「**ログランク検定**」をご紹介しましょう。

S ログ…また、対数をとるんでしょうか？

A いやいや、その必要はありません。確かにログランクの「ログ」は Log のことなんですが、計算には対数は出てきません。

S ちょっと、安心したかも？　ログが Log なら、ランクは、順位？

イベントが起きた順番 ▶ **A** そうですね。死亡、あるいはイベントが起きた時間そのものでな
（順位）を評価 くて、早く起きたほうから順位を付けて、それを評価する…という意味を持ちます。

S 中央値の計算と同じかな？

A 実際に計算してみると、少しわかるかなと思います。それでは、先ほどの抗がん剤のデータを評価してみましょう。検定の計算をしやすいように、新薬群と既存薬群をまとめて、死亡もしくは打ち切りが早い順に並べ替えました。

グループ	ID	生存時間 （週）	打ち切り /死亡	全体 残り人数	既存薬群 残り人数	新薬群 残り人数	実際の結果 （既存薬群に発生：1 　新薬群に発生　：0 　打ち切り：計算せず）
既存薬群	O1	2	打ち切り	12	6	6	計算せず
既存薬群	O2	3	死亡	11	5	6	1
既存薬群	O3	5	死亡	10	4	6	1
新薬群	N1	6	死亡	9	3	6	0
既存薬群	O4	7	死亡	8	3	5	1
新薬群	N2	8	死亡	7	2	5	0
既存薬群	O5	9	死亡	6	2	4	1
新薬群	N3	10	打ち切り	5	1	4	計算せず
既存薬群	O6	11	死亡	4	1	3	1
新薬群	N4	12	死亡	3	0	3	0
新薬群	N5	15	死亡	2	0	2	0
新薬群	N6	16	打ち切り	1	0	1	計算せず

(S) 各群の残り人数は、生存している人数ってことですね。

(A) はい。ここで書いている残り人数は、「イベントが起こる寸前の状態」であることに注意してください。

(S) 寸前の状態？

(A) 例えば3週間経った時点で、既存薬群で1人死亡しています。IDがO2のところですが、死亡後の状態（既存薬群が6－2＝4人、新薬群が6人）ではなくて、死亡イベントが起こる寸前の状態（既存薬群が6－1＝5人、新薬群が6人）を記しています。

既存薬群	O2	3	死亡	11	5	6	1

(S) だから、最初が6＋6＝12人で、最後が0＋1＝1人なんですね。「実際の結果」のところは、既存薬群にイベントが起きていれば1、新薬群に起きていれば0、打ち切りなら計算せずってことかな？

(A) そうですね。打ち切りの場合は「イベント」は起きていないわけですので、どちらの群に起きても後の計算から省きます。ただし、人数だけは変化しますよ。

(S) わかりました！

2 イベントの発生確率を計算する

> 以降の「イベント」は、この例では全て「死亡」と同じ意味です。

(A) さて、ここまでが準備で、ここからが本来の計算になります。ログランク検定の帰無仮説は、「2つの群で生存時間に差がない」になります。

Point

ログランク検定の帰無仮説は「2つの群で生存時間に差がない」

(S) 生存時間に差がない…。
うーん、今までだと、帰無仮説のもとで観測されたデータの「珍しさ」を評価してたけど、どうやって評価するんでしょう？

(A) 「生存時間に差がない」と書くと難しそうですが、実際の計算はそれほど複雑ではありません。**ログランク検定の計算は、イベントが発生するごとに行います。**

ログランク検定

イベント発生ごとに計算実行
打ち切り→計算せず

(S) イベントの発生ごと？

(A) たとえば、3週間後の最初のイベント発生を見てみましょう。

既存薬群患者の ▶ (S) 既存薬群の患者さんに起きたイベントですね。
イベント発生確率を計算

(A) はい。ここに「生存時間に差がない」仮定をどう生かすかなんですが、もし両群に生存時間に差がなくて、どちらの群でも同じ確率でイベントが発生するとしたら、既存薬群の患者さんに起こる確率はどうなるでしょうか？

(S) えーと…同じ確率なら2分の1？　あ、でも人数が違うんですよね。

(A) よく気がつきました！　既存薬群に1人打ち切りが出ていて、6－1＝5人。新薬群は全員残ってて、6人です。

(S) それなら、11人のうち5人が既存薬群だから、$\frac{5}{11} = 0.455$ ですね？

(A) よくできました！　続いて、他の列も計算してみましょう。打

ち切りのところは除いて、イベントが起きたところだけ計算することに、注意してください。

🅢 次の5週間後のところは、10人中4人だから、0.400。6週間後では、9人中3人だから、0.333。…11週間後に4人中1人で、0.250。この後は、既存薬群はゼロになっちゃいますが…。

🅐 ゼロになった後も、そのまま計算をして大丈夫ですよ。

🅢 じゃあ、12週間後が3人中0人、15週間後が2人中0人で、どっちも0.000。16週間後は打ち切りだから、計算なしですね？

🅐 はい、その考え方で大丈夫です。

🅢 16週後まで、値を入れました。ここから、どんな計算をするんでしょう？

🅐 入れてもらった数字は、両群の生存時間に差がないと仮定したときの確率ですよね。ちょうど、カイ2乗検定のところでお話しした「期待度数」に相当します。 ◀『わかりません!!』第7章参照

🅢 えーと、期待度数ってのは…あ、中のデータを全部隠してしまって、「効いた」「効かない」の割合と、「新薬」「既存薬」の割合から各セルのデータを推計するんでしたね？

🅐 よく思い出せましたね！ カイ2乗検定のときは、推計した「期待度数」と、実際に観測された「観測度数」を比較しましたよね。

🅢 じゃあ今度も、計算した数値と実際の値を比べればいいのかな？

🅐 その通りです！

🅢 計算した数値は、さっきの0.455から始まるものだと思いますけど、実際の値はどうしたらいいんでしょう？

🅐 ここで使うのは、「実際の結果」の列です。既存薬群でイベントが起きれば1が、新薬群で起きれば0が入っていますね。

🅢 最初の行は「確率」が0.455で、実際の結果は既存薬群で起きているから、1でしょうか？ ◀「実際の結果」は？

🅐 そうですね。計算するのは、「実際の結果」と「確率」の差分です。 ◀「差分」を求める

🅢 だとすると、1 − 0.455で、0.545ですね。次の行、5週間後も既存薬群で起きているから、1 − 0.400 = 0.600。…計算していくと、こうなりました！

グループ	ID	生存時間	打ち切り/死亡	全体残り人数	既存薬群残り人数	新薬群残り人数	実際の結果 既存薬群に発生：1 新薬群に発生：0 打ち切り：計算せず	帰無仮説のもと既存薬群にイベントが起こる確率	差分
既存薬群	O1	2	打ち切り	12	6	6	計算せず	計算せず	(−)
既存薬群	O2	3	死亡	11	5	6	1	0.455	0.545
既存薬群	O3	5	死亡	10	4	6	1	0.400	0.600
新薬群	N1	6	死亡	9	3	6	0	0.333	−0.333
既存薬群	O4	7	死亡	8	3	5	1	0.375	0.625
新薬群	N2	8	死亡	7	2	5	0	0.286	−0.286
既存薬群	O5	9	死亡	6	2	4	1	0.333	0.667
新薬群	N3	10	打ち切り	5	1	4	計算せず	計算せず	(−)
既存薬群	O6	11	死亡	4	1	3	1	0.250	0.750
新薬群	N4	12	死亡	3	0	3	0	0.000	0.000
新薬群	N5	15	死亡	2	0	2	0	0.000	0.000
新薬群	N6	16	打ち切り	1	0	1	計算せず	計算せず	(−)
								合計スコア	2.568

A ありがとうございます！ 既存薬群でイベントが起きたときは差分は正の値を、新薬群で起きたときは負の値をとります。ただし、どちらかの群の生存人数がゼロになったら、その後は値はゼロになります。全ての行について、和をとってみましょう。

S 0.545 + 0.600 +（−0.333）+ … + 0.000 + 0.000 で、2.568 になりました。

3 合計スコアを評価する

A この「2.568」を、「合計スコア」と呼びます。さてこの合計スコア、両群の生存時間に大きく差があるときと、まったく差がないときとで、値はどう動くでしょうか？

S うーん、カイ2乗検定のときだと、大きく差があるときはカイ2乗値が大きくて、あまり差がないときはカイ2乗値がゼロに近づいたけど、今回はどうなんでしょう…

A 極端な例を考えてみましょう。新薬群でイベントが一例も発生しない間に、既存薬群では全員にイベントが起きてしまった場合は、どうなるでしょうか？

S そのときは…既存薬群でイベントが起き続けるときは、値は全部正になるはず。全員にイベントが起きた後は、値は必ずゼロ。あ、このとき、大きな値になります！

Ⓐ そうですね。カイ2乗値と同様に、生存時間が大きく違えば合計スコアは増加し、ほとんど差がなければゼロに近づきます。

ログランク検定の「合計スコア」

生存時間が大きく違えば合計スコアは増加
ほとんど差がなければゼロ

Ⓢ じゃあ、この合計スコアの値を、何かの分布に当てはめればいいんでしょうか？ ◀ 分布にあてはめて評価する

Ⓐ ほとんど正解なんですが、合計スコアを少し「いじる」必要があります。具体的には、分散で割り算する必要があります。

Ⓢ やっぱり、標準偏差や分散が出てくるんですね…

Ⓐ いつもいつもすみません、という感じでしょうか？ でも、式は ◀ 分散を求める
比較的単純です。各行すなわちイベント発生ごとに、全体人数に対する各群の割合をかけ算します。

Ⓢ かけ算？

Ⓐ 例えば3週間後の最初のイベント発生なら、既存薬群の割合は $\frac{5}{11}$、新薬群の割合は $\frac{6}{11}$ ですよね？ これをかけ合わせます。

Ⓢ $\frac{5}{11} \times \frac{6}{11}$ で、0.248 ですね？ わりと簡単な式で、安心しました。

Ⓐ そうですね。あとは合計スコアの計算と同様、イベント発生ごとの値を足し合わせていきます。

Ⓢ 最初が 0.248 で、5週間後が $\frac{4}{10} \times \frac{6}{10} = 0.240$。6週間後が $\frac{3}{9} \times \frac{6}{9} = 0.222$。…12週と15週はゼロだから、全部足し合わせると、0.248 + 0.240 + … + 0.000 + 0.000 で、1.558 になりました。

ログランク検定の分散

分散（誤差分散）＝イベント発生ごとの「既存薬群の割合」×「新薬群の割合」

$$= \sum \left(\frac{既存薬群の残り人数}{全体残り人数} \times \frac{新薬群の残り人数}{全体残り人数} \right)$$

Ⓐ あと、一息ですよ！ 合計スコアが 2.568、分散が 1.558 と出ました。最後に、合計スコアを2乗して、分散で割り算しましょう。

Ⓢ 2乗して割る？ 2.568 × 2.568 ÷ 1.558 で、4.232 です！

グループ	ID	生存時間	打ち切り	全体残り人数	既存薬群残り人数	新薬群残り人数	実際の結果（既存薬群に発生：1、新薬群に発生：0）	既存薬群にイベントが起こる確率	差分	既の割合×新の割合
既存薬群	O1	2	1	12	6	6	計算せず	計算せず	(−)	(−)
既存薬群	O2	3	0	11	5	6	1	0.455	0.545	0.248
既存薬群	O3	5	0	10	4	6	1	0.400	0.600	0.240
新薬群	N1	6	0	9	3	6	0	0.333	−0.333	0.222
既存薬群	O4	7	0	8	3	5	1	0.375	0.625	0.234
新薬群	N2	8	0	7	2	5	0	0.286	−0.286	0.204
既存薬群	O5	9	0	6	2	4	1	0.333	0.667	0.222
新薬群	N3	10	1	5	1	4	計算せず	計算せず	(−)	(−)
既存薬群	O6	11	0	4	1	3	1	0.250	0.750	0.188
新薬群	N4	12	0	3	0	3	0	0.000	0.000	0.000
新薬群	N5	15	0	2	0	2	0	0.000	0.000	0.000
新薬群	N6	16	1	1	0	1	計算せず	計算せず	(−)	(−)
									2.568（合計スコア）	1.558（分散）

カイ2乗分布で評価する ▶ (A) これで終わりです！「合計スコアの2乗÷分散」の値は、自由度1のカイ2乗分布に従うことが示されています。

ログランク検定の統計量

$\dfrac{(合計スコア)^2}{分散}$ の値は、自由度1のカイ2乗分布に従う

(S) 新しい分布を考えなくてもいいんですね？ よかった…

(A) 自由度1のカイ2乗分布の5%点は、3.84です。4.232と比較すると、どんな結論になりますか？

(S) 合計スコアは、両群に差があればあるほど大きくなるんでしたよね。だから、4.232＞3.84なら、帰無仮説を棄却できて、「両群の生存時間には差がある」でいいんでしょうか？

(A) よくできました！ その通りです。統計ソフトを使うと、p値も計算できて、0.040と出てきます。確かに、5%より小さくなっていますね。

(S) かなり大変な計算だったけど、最後は以前出てきたカイ2乗検定と同じ手法が使えて、少し助かりました！

(A) ログランク検定やカプラン＝マイヤー法の生存曲線は、実際には手計算でやることはまずなくて、ソフトが自動的に描いてくれるか、あるいは論文の中に出てくるのを目にするか、どちらかでしょう。それでも一度手を動かしておけば、理解の助けにはなると思いますよ。

(S) はい、また復習してみます！

7.4 複数の要因があるとき 〜 Cox の比例ハザードモデル 〜

(A) 今までお話ししてきたログランク検定は、新薬と既存薬のような、2 群で生存曲線を比較する検定でした。最後に、もう少し複雑な場合に使える方法を、少しだけ紹介しましょう。

(S) 複雑ってのは、たとえば 3 群の比較とかですか？

(A) あ、ここでの複雑ってのは、3 群の比較のような多重比較法ではなくて、要因が複数ある場合をさします。

(S) 要因が複数？？

(A) 前のロジスティック回帰でお話ししたような状況ですね。ロジスティック回帰では、「年齢と喫煙歴」という 2 つの要因から、COPD の有無を予測しました。こちらの生存時間分析では、例えば「年齢と性別と治療薬の種類で、生存時間が変わる」ような状況があてはまります。

(S) ログランク検定で扱ったのは、「新薬か既存薬か」の、1 つの条件だけでしたよね。そうでなくて、年齢と性別と治療薬の 3 つの要因が関わってくるってことか…

(A) はい。このような複数の要因を扱うときの代表的な手法として、**「Cox の比例ハザードモデル」**があります。

(S) 比例？ ハザード！？

(A) ハザードは、瞬間的な死亡率とも考えられるものです。「時間 t でのハザード」とは、「時間 t におけるイベントの発生率」と考えられます。

■「ハザード」とは？
「一定時間の間にイベントが起こる頻度」なので、「率」です。

(S) イベントの発生率は、ずっと一定でないといけないんでしょうか？

(A) いえ、一定でなくても構いません。ハザードが時間によって変化するのは、例えば 40 歳の人の死亡率と 60 歳の人の死亡率とを考

えれば、自然なことですよね。ハザードは通常、時間の関数として示されます。

ハザード関数	ある時点での死亡率（時間によって変化してもよい）

「比例」は？ ▶

S そうか…じゃあ、「比例」は？

A ここが、このモデルの強い仮定です。例えば新薬を使っている人と、既存薬を使っている人とで、ハザード関数を比較するとどうなるでしょうか？

S 新薬の方がよく効くのなら、イベントが起こりにくくなるはずだから…既存薬群のハザード関数よりも、新薬群のハザード関数の方が、同じ時間でも小さい値になるのかな？

A 考え方は、まさにその通りです！ 新薬によってイベントが起こりにくくなれば、ハザードは小さい値に。高齢になるほどイベントが起こりやすくなれば、ハザードは大きな値に。要因によってハザードが変動すれば、「生存時間に影響あり」となるわけですが、その「変動」に仮定を置きます。

S どんな仮定でしょうか？

A 例えば新薬群と既存薬群のハザードを比較したとき、両群のハザードが時間によって変化するのはもちろん許容されますが、「ある時点での新薬群のハザードと、既存薬群のハザードの比」は常に一定になるという仮定です。

ハザードモデルの仮定

- 時間によって各群のハザードは変化してもOK
- ただし「ある時点での新薬群のハザードと既存薬群のハザードの比」は常に一定

S 時間によって変化するけど、同じ…？？

A ややこしくてすみません。ハザードの値自体が時間によって変化するのは、当然です。例えば試験開始1週間後では既存薬のハザードが0.1だったのが、12週間後には0.4になるとかですね。比例ハザードモデルが仮定するのは、「1週間後での、既存薬のハザードと新薬のハザードの比」と、「12週間後での、既存薬のハザードと

新薬のハザードの比」が一定、ってことです。1週間後の既存薬と新薬のハザードがそれぞれ（0.1、0.05）だとしたら…

S そうか！ ハザードの比、$\frac{0.1}{0.05} = 2$ がずっと一定なのですね？ 12週間後の既存薬のハザードが 0.4 だったら、新薬のハザードは $0.4 \times \frac{1}{2} = 0.2$ にでないとダメってことで、いいのかな？

A 冴えてますね！ その通りです。「ハザードの素の値が全時間一定」でなく、「要因ありと要因なしとで、ハザードの比が全時間一定」であることに注意してくださいね。

比例ハザードモデルの仮定

- 両群のハザード自体は時間によって変化してよい（変化するのが普通）
- 両群のハザードの比はいつでも一定

---

1 ハザード関数を読もう

S わかりました！ でも、「ロジスティック回帰のように、複数の要因を同時に扱う」ってのは、どうするんでしょうか？

A ここが、比例ハザードモデルの活躍のしどころです。
特定の人のハザード関数を $\lambda_1(t)$、ベースラインのハザード関数を $\lambda_0(t)$ と書きますと、

▶ 時間 t によってハザードが変化するので、$\lambda(t)$ と表現されます。

$$\lambda_1(t) = \lambda_0(t) \times \exp(\beta_1 \times 「薬剤」 + \beta_2 \times 「年齢」 + \beta_3 \times 「性別」)$$

◀ $\exp\beta = e^\beta$ です

のように表すことができます。

S ひえー！

A どうしても式が難しくなっちゃいますね…簡単のため、既存薬よりも新薬の方が、高齢者よりは若年層の方が、男性よりは女性の方が、イベントが発症しにくくなるとしましょう。このとき、一番イベントが起こりやすいのは、どんな人たちでしょうか？

S 既存薬を飲んでいて、高齢で、男性の人ですよね。

A そうですね。その人達についてのハザード関数を、$\lambda_0(t)$ と定義します。

S 一番リスクの高い集団ってことか…

◀ 一番リスクの高い集団が $\lambda_0(t)$

Ⓐ 「薬剤」の部分は、新薬だと1、既存薬だと0をとるダミー変数だとします。同様に、「年齢」「性別」も、低リスク（若年・女性）だと1、高リスク（高齢・男性）だと0をとる変数と考えましょう。
　さてこのとき、「新薬を飲んでいる高齢の男性」のハザード関数は、どうなるでしょうか？

Ⓢ 新薬を飲んでるから、「薬剤」は1で、「年齢」と「性別」はゼロですね。だから…？

$$\lambda_1(t) = \lambda_0(t) \times e^{(\beta_1 \times 1 + \beta_2 \times 0 + \beta_3 \times 0)}$$
$$= \lambda_0(t) \times e^{(\beta_1)}$$

Ⓐ 大丈夫ですよ。式は仰々しいですが計算はそうでもありませんよね。$\lambda_0(t)$ は時間に依存しますが、e^{β_1} の部分はどうでしょう？

▶ ハザード比
「新薬・高齢・男性のハザード」を「既存薬・高齢・男性のハザード」で割っているので、ハザード「比」です。

Ⓢ β_1 は定数ですよね？　だから、時間には関係なくて、いつも e^{β_1} 倍されることに…あ、これがハザード比？

Point

「既存薬・高齢・男性」のハザード関数　　$\lambda = \lambda_0(t)$
「新薬・高齢・男性」のハザード関数　　　$\lambda = \lambda_0(t) \times e^{\beta_1}$
→　新薬を飲むと、ハザードが e^{β_1} 倍

Ⓐ よく気付きましたね！　「新薬を飲むと、既存薬を飲んだときと比べてイベント発生のハザードが e^{β_1} 倍になる」と表現できます。重回帰やロジスティック回帰のときの、「他の要因は変化させず、特定の要因のみ変化させた」時と全く同じ操作で、個々の要因のハザードに与える影響を評価できます。

Ⓢ 単回帰に対応するのがログランク検定で、重回帰やロジスティック回帰に対応するのが、Cox 比例ハザードモデルってことかな…なんとなく、わかってきました！

Ⓐ ログランク検定も Cox 比例ハザードモデルも、薬効評価の文献ではとてもよく出てくる手法です。この章でお話ししたことを少し覚えておくだけでも、理解度がずいぶん変わってくると思いますから、がんばって復習しましょう！

Ⓢ はーい！

第7章 例題の解答（解答のみ）

1.【生存曲線の描画】

1) 各群について、イベントおよび打ち切りの発生ごとに、発生直前の全体の人数と、死亡（イベント発生）人数を表にまとめる。誰かにイベントが発生した場合は、全体の人数・死亡人数ともに1人減少する。打ち切りが発生した場合は、全体の人数のみ1人減少させ、死亡人数はそのままにする。

グループ	ID	時間	打ち切り/死亡	打ち切り人数	死亡人数	全体人数（観測可能人数）	生存割合の変動	生存割合（累積）	
既存薬		0	死亡	0	0	6	0	1.00	$(=1.00 \times 1)$
既存薬	O1	2	打ち切り	1	0	6	$(1-\frac{0}{6})$	1.00	$(=1.00 \times 1)$
既存薬	O2	3	死亡	0	1	5	$(1-\frac{1}{5})$	0.80	$(=1.00 \times \frac{4}{5})$
既存薬	O3	5	死亡	0	1	4	$(1-\frac{1}{4})$	0.60	$(=0.80 \times \frac{3}{4})$
既存薬	O4	7	死亡	0	1	3	$(1-\frac{1}{3})$	0.40	$(=0.60 \times \frac{2}{3})$
既存薬	O5	9	死亡	0	1	2	$(1-\frac{1}{2})$	0.20	$(=0.40 \times \frac{1}{2})$
既存薬	O6	11	死亡	0	1	1	$(1-\frac{1}{1})$	0.00	$(=0.20 \times 0)$
新薬		0	死亡	0	0	6	0	1.00	$(=1.00 \times 1)$
新薬	N1	6	死亡	0	1	6	$(1-\frac{1}{6})$	0.83	$(=1.00 \times \frac{5}{6})$
新薬	N2	8	死亡	0	1	5	$(1-\frac{1}{5})$	0.67	$(=0.83 \times \frac{4}{5})$
新薬	N3	10	打ち切り	1	0	4	$(1-\frac{0}{4})$	0.67	$(=0.67 \times 1)$
新薬	N4	12	死亡	0	1	3	$(1-\frac{1}{3})$	0.44	$(=0.67 \times \frac{2}{3})$
新薬	N5	15	死亡	0	1	2	$(1-\frac{1}{2})$	0.22	$(=0.44 \times \frac{1}{2})$
新薬	N6	16	打ち切り	1	0	1	$(1-\frac{0}{1})$	0.22	$(=0.22 \times 1)$

2) 各群の累積生存割合（イベント発生時のみ変化）を、既存薬と新薬それぞれ描画する。

2.【ログランク検定】

1) 新薬群と既存薬群とをまとめて、イベントあるいは打ち切りの発生順に並べ替える。さらに、両群それぞれの人数と、全体の人数も合わせて表示する。

2)【期待度数・合計スコアの計算】

打ち切り発生時は除いて、イベント発生時のみ、発生直前の両群の残り人数に着目して、**「既存薬群にイベントが起こる確率」** を計算する。さらに実際に既存薬群に起こった場合は1、新薬群に起こった場合は0として、**確率と実際の結果**との差分をとる。

グループ	ID	生存時間	打ち切り/死亡	全体残り人数	既存薬群残り人数	新薬群残り人数	実際の結果（既存薬群に発生：1／新薬群に発生：0／打ち切り：計算せず）	帰無仮説のもとで既存薬群にイベントが起こる確率	差分
既存薬群	O1	2	打ち切り	12	6	6	計算せず	計算せず	(−)
既存薬群	O2	3	死亡	11	5	6	1	0.455	0.545
既存薬群	O3	5	死亡	10	4	6	1	0.400	0.600
新薬群	N1	6	死亡	9	3	6	0	0.333	−0.333
既存薬群	O4	7	死亡	8	3	5	1	0.375	0.625
新薬群	N2	8	死亡	7	2	5	0	0.286	−0.286
既存薬群	O5	9	死亡	6	2	4	1	0.333	0.667
新薬群	N3	10	打ち切り	5	1	4	計算せず	計算せず	(−)
既存薬群	O6	11	死亡	4	1	3	1	0.250	0.750
新薬群	N4	12	死亡	3	0	3	0	0.000	0.000
新薬群	N5	15	死亡	2	0	2	0	0.000	0.000
新薬群	N6	16	打ち切り	1	0	1	計算せず	計算せず	(−)
								合計スコア	2.568

例えば3時間後の場合、既存薬群に5人・新薬群に6人残っているため、何も差がない時に既存薬群にイベントが起こる確率は $\frac{5}{11}=0.455$。このとき実際には既存薬群にイベントが起きているので、1−0.455=0.545。

つぎに5時間後では、既存薬群に4人・新薬群に6人だから、既存薬群に起こる確率は $\frac{4}{10}=0.4$。この時も既存薬群にイベントが起きているので、1−0.4=0.6。

同様に計算した**各時点での確率と実際の結果との差分をすべて足し合わせ、合計スコアを求める**。

合計スコア＝0.545+0.400+0.333+…+0.000=2.568

3）【分散の計算】

イベントが起きた各時点について、**全体人数に対する既存薬群の割合と、新薬群の割合をかけ算し、足し合わせる**。その値が分散になる。

分散 $= \frac{5}{11} \times \frac{6}{11} + \frac{4}{10} \times \frac{6}{10} + \cdots + \frac{0}{3} \times \frac{3}{3} + \frac{0}{2} \times \frac{2}{2} + \frac{0}{1} \times \frac{1}{1} = 1.558$

4）【統計量の計算と検定】

合計スコアを2乗して分散で割り算した値が、自由度1のカイ二乗分布に従うことを利用して、検定の評価を行う。

$$\frac{\text{「合計スコア」}^2}{\text{分散}} = \frac{2.568^2}{1.558} = 4.232$$

自由度1のカイ2乗分布の5％点は3.84で、3.84＜4.232より、帰無仮説「両群の生存時間に差がない」を棄却できる。よって、既存薬群と新薬群とで、生存時間には差がある。

第8章 ノンパラメトリック法1

セレブがいても大丈夫！

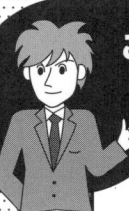

この章のねらい

　この8章と次の9章では、分布に特別な仮定を必要としない「ノンパラメトリックな手法」を学びます。

　「分布に特別な仮定を…」はすこし硬い表現ですが、実務的には「外れ値が多い場合」「例数があまり多くない場合」などに使う手法です。

　外れ値がある場合などは、通常のt検定のように「平均値」をベースに評価する手法は、適用するのが少し困難になります。そんな時の武器になるのが、8章と9章とで紹介するノンパラメトリックな手法です。

　ノンパラメトリックな手法は、いつでも使える反面、検定結果は若干厳しめになります。必要な場面とそうでない場面を、しっかり見極めて使うことが大切です。

　この章では平均値と中央値・最頻値の違いを説明した上で、基礎的なノンパラメトリックな手法としてウィルコクソンの順位和検定の計算法を紹介します。

いつ使うの？

　外れ値が多い場合や例数が少ない場合に、連続データの比較を行いたいときに、t検定の代わりに使います。t検定で問題がない場合でもウィルコクソンの順位和検定は使えますが、少し厳しめの結果になります。

> **例題**
>
> ## ウィルコクソンの順位和検定による連続データの比較
>
> ある病気の新薬の効果を、既存薬と各群8人の臨床試験を実施して比較した。病気の重症度を表す検査値は、以下のようになった。
>
> | グループ | ID | 数値 |
> |---|---|---|
> | 既存薬群 | O1 | 3.0 |
> | 既存薬群 | O2 | 3.3 |
> | 既存薬群 | O3 | 5.0 |
> | 既存薬群 | O4 | 1.5 |
> | 既存薬群 | O5 | 10.5 |
> | 既存薬群 | O6 | 2.8 |
> | 既存薬群 | O7 | 5.1 |
> | 既存薬群 | O8 | 1.6 |
> | 新薬群 | N1 | 0.5 |
> | 新薬群 | N2 | 0.1 |
> | 新薬群 | N3 | 2.0 |
> | 新薬群 | N4 | 3.5 |
> | 新薬群 | N5 | 1.4 |
> | 新薬群 | N6 | 0.8 |
> | 新薬群 | N7 | 2.9 |
> | 新薬群 | N8 | 1.7 |
>
> このとき、既存薬と新薬とで重症度に差があるかどうか、ウィルコクソンの順位和検定によって比較せよ。

8.0 はじめに

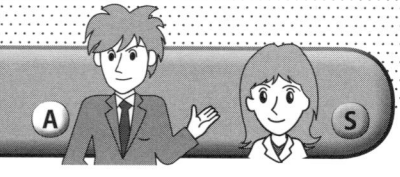

S こんにちは！

A さじょーさん、こんにちは！ 前回まで、多重比較に重回帰、ロジスティック回帰に生存時間分析と、いろいろ新しいことをお話ししてきました。

S かなり盛りだくさんで、少しおなかいっぱいな感じです…今回は、何のお話ですか？

A 今回は、まったく新しいお話ではなくて、いままでお話ししてきた手法が使いづらいときについてのお話をしましょう。

S 使いづらい？

A 「使いづらさ」は、この後説明していきましょう。

S はーい！

8.1 暗黙の了解…

A 前回の本と今回の本をあわせて、いろいろな分析手法を説明してきました。

S 検定に推定に、相関に回帰に…たくさんありましたね。

◀『わかりません!!』第2章参照

A はい。ところで、前回の本の最初に、尺度、すなわち「ものさし」の話をしましたよね。

S えーと、まずは**男性と女性のような名義尺度**、それから**「良くなった・不変・悪くなった」のような順序尺度**ですよね。あと連続的な値を取るのが2つあって、**間隔尺度と比尺度**かな？

A よくできました！ 体温のように、「足し算引き算はできても、掛け算割り算はできない」尺度が間隔尺度。身長や体重のように、「掛け算や割り算もできる」、すなわち2倍したり半分にしたりできるのが比尺度でした。

S 尺度が違うと、使える手法も変わる…って、ことでしたよね？

A はい。例えば今まで、間隔尺度や比尺度に使える検定としてt検定や一元配置分散分析（ANOVA）のお話、名義尺度に使える検定としてカイ2乗検定のお話をしてきました。ですが、とくに間隔尺度や比尺度に使える検定には、他にもこっそり条件があったんです。

S 条件？

A 今までは理解しやすくするために、あまり詳しくはお話ししませんでしたが、t検定や一元配置分散分析を使って比較をするときは、データが正規分布に従うことが前提になっているんですね。

> **Point**
> t 検定や一元配置分散分析（ANOVA）で比較するときは
> データが正規分布に従うことが前提！

(S) うーん…ちょっとよくわからない…

(A) 逆にした方がわかりやすいかもしれません。データの分布が著しく歪んでいるときや、ばらつきの度合いが明らかに違うとき、あるいは例数が少なすぎて、そもそもどんな分布に従うかわからないときなどは、t 検定や分散分析は不適切なんですね。

(S) そうか、「間隔尺度や比尺度なら、いつでも t 検定を使って OK」じゃなくて、「データが正規分布に従わないときには、間隔尺度や比尺度だったとしても、t 検定などは使っちゃダメ」ってことですね？

(A) そうですね。今まで t 検定を行うときは、暗黙のうちに「データが正規分布に従う」ことを仮定していたってことなんです。

t 検定の「暗黙の了解」
データは正規分布に従う

(S) 少しわかってきました。だとしたら、正しく分析をするためには、毎回正規分布に従うかどうかを評価しないとダメってことですか？

(A) 理論的にはそうなります。ただ、十分に標本数が多いときなどに、毎回評価をする必要はないでしょう。判断が難しいときのために、「正規分布に従うかどうかの検定」も用意されています。

(S) へえ…いろんな検定があるんですね。

1 正規分布に従うかどうかを検定する

(A) 散布図を書いてみたり、データを下から積み上げていって、正規分布のときと形を比較するのも手ですが、図だけで仮定をしてよいかどうかを決めるのはやや困難なので、そうした検定手法があるんですね。

S なんて言う方法なんでしょうか？

A 正規性の検定としては、**コロモゴロフ＝スミルノフ検定**や、**シャピロ＝ウィルク検定**という道具があります。

◀ 個々の検定手法についての説明は省略します

S t検定とかを使って良いかどうかを確認するため、ってことですね。

A その通りです。t検定や分散分析のような、正規分布に従うことが必要な検定、もしくはデータが正規分布に従うと仮定している検定を、「**パラメトリック検定**」と呼びます。

◀ パラメトリック検定

S パラメトリック？

A パラメトリックは、平均や分散などの「パラメータ（統計量）」から来ています。あるいは、平均や分散というパラメータで、データを代表させるという意味なんですが、「パラメトリック」の意味はあまり気にしなくて大丈夫です。むしろ「パラメトリック検定を使えない場合」がいつなのかを理解しておきましょう。

S データの分布が歪んでいたり、ばらつきが大きく違ったり、例数が少なすぎるとき…ってことですね。

パラメトリック検定を使えないとき

・分布の歪みが大きい　　・例数が少なすぎる
・各群のばらつきが異なる

A はい。2つのデータはそれぞれ正規分布に近くて、例数も十分あるけれど、ばらつき方だけが異なるようなときは、t検定を少し修正した方法が使えます。ですが、「正規分布に従わない」「例数が少なすぎる」場合は、別の手法を使う必要が出てきます。

◀ t検定を少し修正
ウェルチの検定などです。多くの統計ソフトではt検定に統合されています

S 別の手法？

A このような場合は、そもそも「平均値で比較する」ことが不適切と考えられています。平均や分散といったパラメータを使わない比較、ということで、「**ノンパラメトリック検定**」と呼ばれます。

◀ ノンパラメトリック検定

S パラメトリックじゃないから、ノンパラメトリックって考えればいいのかな？

A そうですね。ノンパラメトリックな手法の場合は、分布の形などに何の仮定もありませんので、いつでも使うことができます。

S じゃあ、いつでもノンパラメトリックな手法を使うってのはダメ

ですか？

A 理論的にはもちろん可能なんですが、ノンパラメトリックな手法を使うと、パラメトリックな手法よりも検定は厳しめになります。

S 厳しめ？

A 厳しめというのは、有意差が出にくくなるという意味です。

S パラメトリックな手法だと有意になるのが、ノンパラメトリックな手法だと有意にならなくなるってことですか？

A はい。「**検出力が弱くなる**」と表現します。「差があるのに棄却できない」$α$エラーの可能性が大きくなるので、パラメトリックな手法が使えるときは、そちらを使った方が適切ですね。

パラメトリック法
・いつでも適用可能　・検定結果は厳しめ　・検出力弱い

S わかりました！

A 詳しいノンパラメトリック法の説明の前に、「平均値を使うとまずい例」をご紹介しましょう。

S はーい。

8.2 平均値？ 中央値？

1 平均値泣かせの外れ値

A 先ほど説明したように、データの分布が歪んでいるときや、データの数が少ないときは、t検定を使った評価は難しくなります。

S 分布が歪んでいるときってのは、どんなときでしょう？

A 色々考えられますが、よくあるのは「**外れ値**」があるときですね。

S 大きすぎたり、小さすぎたり、ですね？

A そうです。もともと平均値は、外れ値があるときには使いづらいんです。

S 使いづらい？

(A) 外れ値があると、平均値はその値に引きずられてしまいます。例えば、(8, 10, 12, 14, 50) なんてデータがあったとき、平均値はいくつになりますか？

(S) 総和が 8 + 10 + 12 + 14 + 50 = 94 で、データの個数が 5 つだから、94 ÷ 5 = 18.8 ですね。

(A) 計算はもちろん正解です。ただこの 18.8 という値、明らかに「50」に引きずられてますよね。

(S) たしかに、他の 4 データで平均をとると (8 + 10 + 12 + 14) ÷ 4 = 11 だから、外れ値 50 が入って、平均値が大きくずれました。

(A) はい。例えば同じ平均値 18.8 でも、元々のデータが (14, 17, 19, 22, 22) のようなデータならば、平均値 18.8 でデータを「代表」させても大丈夫ですが、(8, 10, 12, 14, 50) というデータの代表が 18.8 というのは、少し不合理ですよね。

(S) なるほど…

(A) よく出てくる例は、平均年収の分布ですね。

(S) 年収？

(A) 年収は最低はゼロに決まっていますが、数は少なくてもセレブな人がいますから、最高はずいぶん大きな値になります。

(S) そうすると、セレブな人たちが、さっきのデータの "50" みたいに、平均を押し上げるんでしょうか？

(A) そうですね。こちらのデータ（平成 22 年国民生活基礎調査）が、平成 22 年の世帯年収の分布です。年収 1,500 万円以上は 3.3％、2,000 万円以上の人は 1.2％しかいませんが、この人達が平均値を押し上げますから、平均値は高い方に偏ります。

平成 22 年の世帯年収の分布

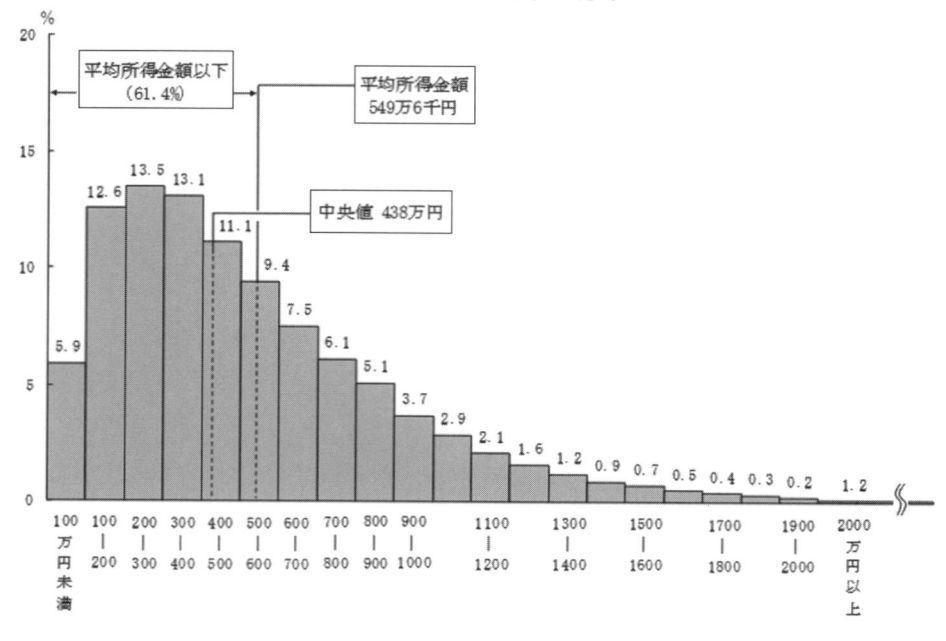

区分	値
100万円未満	5.9
100-200	12.6
200-300	13.5
300-400	13.1
400-500	11.1
500-600	9.4
600-700	7.5
700-800	6.1
800-900	5.1
900-1000	3.7
1000-1100	2.9
1100-1200	2.1
1200-1300	1.6
1300-1400	1.2
1400-1500	0.9
1500-1600	0.7
1600-1700	0.5
1700-1800	0.4
1800-1900	0.3
1900-2000	0.2
2000万円以上	1.2

平均所得金額以下 (61.4%)
平均所得金額 549万6千円
中央値 438万円

（平成22年国民生活基礎調査より）

(S) えーと、平均値が549.6万円で、平均以下の所得の人が61.5％。さっきの例の5例中4例ほどではないけど、やっぱり上にズレてますね。

2　外れ値につよい中央値

(A) ですから年収の分布を「代表」させるのに、平均値は少し使いづらくなります。こんなときに便利なのが、**中央値**（median メディアン）です。

(S) まんなかの値ってことですか？

(A) 名前の通りですね。このデータの場合、平均値549.6万円を基準にしますと「549.6万円以上の人の割合が61.5％、549.6万円以下の人の割合が38.5％」になっていました。中央値は…

(S) あ、以上と以下、両方が50.0％になればいいのかな？

(A) 正解！　データによれば、50.0％ずつになるような値は438万円。平均値よりも、少し低めの値になりました。

(S) こちらの値の方が、もともとの分布の代表としては適しているってことなんですね？

(A) はい。先ほどの5つのデータならば、小さい順に数えていって、

ちょうど真ん中、3番目のデータが中央値になります。

(S) （8, 10, 12, 14, 50）だから、12が中央値ですね。

(A) そうですね。もしデータの個数が偶数、例えば10個なら、5番目のデータと6番目のデータの平均をとったのが中央値です。

(S) わかりました！ 中央値は、外れ値に引きずられないんでしょうか？

(A) まったく影響がないわけではありませんが、平均値よりは外れ値に「強い」です。

(S) なぜでしょう？

◀ 外れ値に強い理由

(A) データの値を足し合わせる平均値の場合、外れ値があると、値が大きく変わります。ところが中央値の場合は値の情報は除かれて、「順位」だけを考えますから、あまり影響されにくいんですね。

中央値の特徴

- 順位のみを考える
- 外れ値に強い

(S) うーん、まだよくわかりません…

(A) 具体的な数字で見た方が、いいかもしれませんね。（8, 10, 12, 14, 50）のデータ、外れ値50が、仮に100だったとしたら、平均値と中央値はどうなるでしょうか？

(S) あ！ （8, 10, 12, 14, 100）だと、平均値はもっと大きくなって、144 ÷ 4 = 28.8になっちゃいますね。中央値は…順位は別に変わらないから、12のままです。確かに、引きずられにくいんですね。

(A) わかってきましたね！ 順位だけを扱う中央値は、データがどんな値をとっても「平等」に扱われます。もちろん値の情報が捨てられてしまうデメリットはありますが、データの数が少ないときなどは特に有効です。

(S) 数が少ないとき？

(A) 標本数が多ければ、外れ値が1つだけあったとしても、全体への影響は薄められて小さくなります。さきほどの「外れ値50」が「外れ値100」になった例でも、5例しかなかったから平均値が18.8から28.8に10も変わってしまいました。でも仮に標本数が500例あったとしたら、平均値は50 ÷ 500 = 0.1しか動かないで

すよね。

Ⓢ　なるほど！

Ⓐ　所得の分布の場合には「3.1%」「1.2%」と割合は少ないものの、実数ではかなりの数のセレブがいますので、やはり値が引きずられてしまいました。ただ、データの標本数が少ないときほど、外れ値の影響が大きくなるのは確かです。

Ⓢ　標本数が少なくて、外れ値があるときは、特に注意ってことですね。

Ⓐ　はい。このようなときは、平均値よりも中央値に「代表」をさせた方が適切です。もう1つ、**最頻値**（mode）というのもあります。

Ⓢ　最頻値？

Ⓐ　これも文字通りの意味、「最も」「頻繁」に出てくる値を指します。さきほどの所得の例ならば、実際には連続的な値をとるのでなかなか定義しづらくなりますが、グラフのような100万円単位で区分けをすれば、理解しやすいでしょうか？

Ⓢ　最も頻繁ってことは、縦軸が最大になってるところだから…13.6%になってる、200 − 300万でしょうか？

Ⓐ　そうですね。中央値よりも、さらに低い値になりました。

Ⓢ　この最頻値も、外れ値の影響は受けにくいんですよね？

Ⓐ　中央値は「順位」の情報だけを扱いましたが、最頻値も「データの個数」のみを扱っていますので、やはり外れ値には影響されにくくなりますね。

中央値	順位がまん中
最頻値	データ個数が最多

Ⓢ　中央値にしても最頻値にしても、値そのものの情報を捨てちゃう代わりに、外れ値の影響を小さくできるってことなんですね？

Ⓐ　お見事！　その通りです。そして「外れ値の影響を小さくできる」ことは、言い換えれば「分布が歪んでいても、データの個数が少なくても、ある程度の比較ができる」ことにもつながりますから…

Ⓢ そうか！ ノンパラメトリックな手法に応用できるってことですね！

Ⓐ よくわかりましたね！ その通りです。ここからは、具体的なノンパラメトリックな手法をお話ししていきましょう。

Ⓢ はーい。

8.3　ノンパラメトリック法その1 ―ウィルコクソンの順位和検定―

Ⓐ これまでお話ししてきた通り、値そのものの情報を捨てて中央値は「順位」、最頻値は「個数」のみに注目することで、分布の歪みや外れ値の影響を小さくしてきたわけです。

Ⓢ 情報は少なくなっちゃうけど、その分いろいろなデータの比較ができるってことですよね。ノンパラメトリック法は、順位と個数、どちらに注目するんでしょう？

Ⓐ これから紹介する方法、**Wilcoxon の順位和検定**は、その名の通り「順位」に注目します。

Ⓢ じゃあ、中央値を比較するんでしょうか？

Ⓐ 実は、まさに中央値（メディアン）同士を比較するメディアン検定という手法も別にあるんですが、このウィルコクソンの順位和検定は少し違います。ただ、データに順位を付けて、その情報のみを使うという点では一緒ですね。

Ⓢ どんな計算になりますか？

Ⓐ 小さい標本数なら、それほど面倒な式にはなりません。具体的に計算してみましょう。こんな例を用意してみました。

ある病気の新薬の効果を、既存薬と各群8人の臨床試験を実施して比較した。病気の重症度を表す検査値は、以下のようになった。

グループ	ID	数値
既存薬群	O1	3.0
既存薬群	O2	3.3
既存薬群	O3	5.0
既存薬群	O4	1.5
既存薬群	O5	10.5
既存薬群	O6	2.8
既存薬群	O7	5.1
既存薬群	O8	1.6
新薬群	N1	0.5
新薬群	N2	0.1
新薬群	N3	2.0
新薬群	N4	3.5
新薬群	N5	1.4
新薬群	N6	0.8
新薬群	N7	2.9
新薬群	N8	1.7

A 散布図を描いてみると、こんな感じです。

既存薬群と新薬群の重症度(検査値)

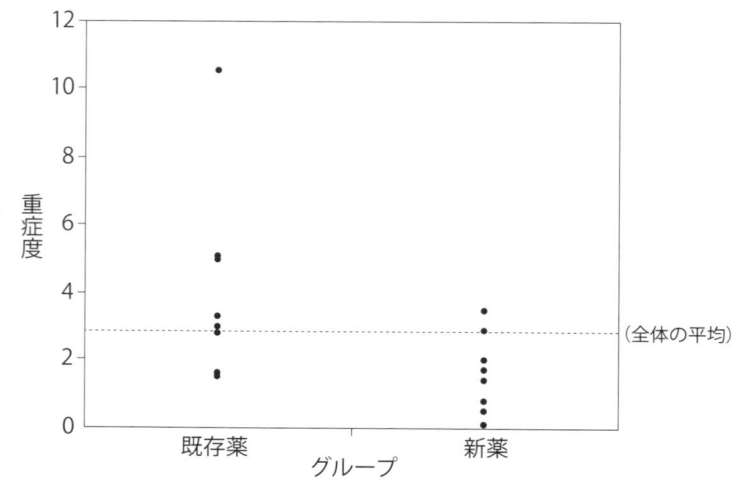

(S) もともと各群8人ずつと少ないし、外れ値もありますね。なんとなく新薬の方が検査値は低そうですけど、どうやって評価するのかな？

(A) こんなときは、ノンパラメトリックな手法が適しています。では、実際にウィルコクソンの順位和検定を試してみましょう。まずは、それぞれの被験者の値から、順位を付けてみましょう。

(S) 小さい方から並べるんですよね？一番小さいのがN2番の0.1で、次がN1番の0.5…最後が、O5番の10.5ですね。こうなりました。

グループ	ID	数値	順位
新薬群	N2	0.1	1
新薬群	N1	0.5	2
新薬群	N6	0.8	3
新薬群	N5	1.4	4
既存薬群	O4	1.5	5
既存薬群	O8	1.6	6
新薬群	N8	1.7	7
新薬群	N3	2.0	8
既存薬群	O6	2.8	9
新薬群	N7	2.9	10
既存薬群	O1	3.0	11
既存薬群	O2	3.3	12
新薬群	N4	3.5	13
既存薬群	O3	5.0	14
既存薬群	O7	5.1	15
既存薬群	O5	10.5	16

(A) ありがとうございます。次に、順位の情報をつけて、もう一度既存薬群と新薬群に分けてみましょう。

(S) それなら簡単です！　こうかな？

グループ	ID	数値	順位	順位和
既存薬群	O4	1.5	5	
既存薬群	O8	1.6	6	
既存薬群	O6	2.8	9	
既存薬群	O1	3.0	11	88
既存薬群	O2	3.3	12	(5＋6＋9＋…＋15＋16)
既存薬群	O3	5.0	14	
既存薬群	O7	5.1	15	
既存薬群	O5	10.5	16	
新薬群	N2	0.1	1	
新薬群	N1	0.5	2	
新薬群	N6	0.8	3	
新薬群	N5	1.4	4	48
新薬群	N8	1.7	7	(1＋2＋3＋…＋10＋13)
新薬群	N3	2.0	8	
新薬群	N7	2.9	10	
新薬群	N4	3.5	13	

(A) ただ並べ替えるだけですから、それほど難しくないと思います。次に「順位和」です。もちろん全部の順位を足してしまったら、単純に1から16の和が出るだけなので、グループごとに求めてみてください。

(S) 既存薬群と新薬群それぞれで、値の和じゃなくて順位の和を出すんですね？

既存薬群が5＋6＋…＋15＋16＝88。新薬群が1＋2＋3＋…＋10＋13＝48になりました。

ウィルコクソンの順位和検定

群ごとに「順位」のみの和を算出して比較

順位和の差？ ▶ (A) 計算は、これで大丈夫ですよ。順位の和を比較するので、「順位和検定」という名前がついています。さて、既存薬群で88、新薬群で48という値が出てきましたが、2つのグループで検査値に大きな差があったら、この順位和はどうなるでしょうね？

(S) え！？ うーん、どうなるんでしょう…

(A) わからなくなったら、極端な例を考えましょう。一番極端なのは、例えば新薬群の最大値よりも、既存薬群の最小値が大きくなる（あるいは、その逆）場合ですよね。このとき、順位和はどうなり

ますか？

S　あ、なるほど！新薬群8人の最大値よりも既存薬群8人の最小値が大きかったら、新薬群の順位は1から8、既存薬群の順位は9から16になるから、順位和の差は一番大きくなります。

A　その通りです！　検査値の差が大きくなれば、順位和の差も大きくなります。もし差が小さければ、2つの群の順位和の差はゼロに近づいていきます。もし差がゼロになったとしたら、順位和の値はいくつになりますか？

S　え？　どうやって求めるんですか？

A　2つの群の順位和を合計すると、つねに同じ値になりますよね。

S　あ、そうか。順位和の合計は、いつでも1から16までの自然数を足せばいいから、$1 + 2 + 3 + \cdots + 15 + 16 = (1 + 16) \times \frac{16}{2} = 136$。

そして2つの群で値が等しくなるんだから、$136 \div 2 = 68$ ですね。

A　よくできました！　68からの「ズレ」が大きければ大きいほど、群間の差が大きいことになります。

S　ズレが大きい方が差が大きいのはわかりました。有意かどうかは、どうやって判定するんでしょうか？　◀ 有意の判定は？

A　ここでは、数表を使って評価します。巻末の数表（付表2, p196）は、横軸に順位和が小さかったグループの標本数、縦軸に順位和が大きかったグループの標本数をとっています。2つ表がありますが、それぞれ $p = 0.05$（有意水準5％）と、$p = 0.01$（有意水準1％）に対応しています。

S　横軸が順位和48の新薬群、縦軸が順位和88の既存薬群ですね。どちらも8人だから、(8, 8) のところを見ると…$p = 0.05$ が「49 〜 87」、$p = 0.01$ が「43 〜 93」って書いてあります。どう判断するのかな？

A　例えば $p = 0.05$ の方ですと、順位和が49から87の間に収まっていれば有意差なし、収まっていなければ有意差ありと判断します。

S　今は、順位和が48と88だったから、ギリギリで「有意水準5％で有意差あり」ってことですね？

ウィルコクソンの評価（標本数が少ないとき）
順位和の値が数表の値の { 範囲内：有意差なし / 範囲外：有意差あり

(A) そうですね。

(S) p = 0.01 だと 43 ～ 93 で、この範囲内に入っちゃうから、有意水準を 1%にすると有意でなくなるってことですね？

(A) その通りです。統計ソフトを使って p 値を計算すると、p 値は 0.038 になり、確かに 1%と 5%の間にあることがわかります。

(S) わかりました！ でもこの数表、15 までしかないですけど、標本数がそれより大きい場合はどうするんでしょうか？

『わかりません!!』▶
第 5 章参照

(A) 良い質問ですね！ 前回の本で最初にお話しした、内閣支持率に関する検定と同じで…

(S) ってことは、正規分布に近似できる、正規分布の数表が使えるんですね？

(A) 先を越されちゃいましたね！ ある程度標本数が大きいときは、二項分布の正規近似と同じような操作で、正規分布の数表を使って判定することができます。

8.4　ウィルコクソンの順位和検定の正規近似

(S) 正規近似と同じような操作ってことは、平均からのズレを、分散の平方根で割り算するんですよね？

(A) もともと「平均値」を使わないノンパラメトリックな手法で「平均値からのズレ」というのも少し不思議な感じですが、操作は同じです。まず「平均値」に対応するのが、先ほどの「まったく差がないときの順位和」、すなわち 68 です。平均値を「順位和の期待値」と読み替えた方が、わかりやすいかもしれませんね。

(S) 両群の順位和の値が等しくなったとき…でしたよね？

(A) はい。一般化すると少し複雑ですが、順位和が小さいグループの標本数を n_s、順位和が大きいグループの標本数を n_L として、順位

和の小さいグループの「平均値」μ は「$n_s \times \dfrac{1+n_s+n_L}{2}$」になります。

順位和の小さいグループの平均値 μ
(順位和の期待値)

順位和が小さいグループの標本数：n_S
順位和が大きいグループの標本数：n_L として

$$\mu = n_s \times \dfrac{1+n_s+n_L}{2}$$

(S) うーん、何でこの式に？

(A) 文字にしてしまうとわかりずらいのですが、実は単純な式です。何も情報がなかったとしたら、ある標本の順位の期待値はいくつになるでしょう？

(S) えーと、全体の人数は $n_s + n_L$ なんだから、最小値だと1位、最大値だと $n_s + n_L$ 位ですよね。何も情報がなければ、どの値も等しい確率で出るはずだから、ちょうど真ん中をとって、$\dfrac{1+(n_s+n_L)}{2}$ 位かな？

(A) よくできました！ 1つ1つの標本の順位の期待値が $\dfrac{1+(n_s+n_L)}{2}$ で、標本数が n_s 個ですから…

(S) かけ算すれば、さっきの式、$n_s \times \dfrac{1+n_s+n_L}{2} = \mu$ になりました！ なんかスッキリしました。

(A) 複雑そうに見えますけど、少し考えれば、「無理のない」式だってことがわかると思います。

(S) たしかに！ 次は、分散ですね？　　　◀ 次は分散！

(A) そうですね、分散も、それほど難しい式にはなりません。今の平均値の式に、順位和の大きいグループの標本数 n_L をかけて、さらに6で割ってあげます。式で表しますと、

分散の式

順位和が小さいグループの標本数：n_S
順位和が大きいグループの標本数：n_L として

$$\dfrac{\mu \times n_s}{6} = \dfrac{n_s \times n_L \times (1+n_s+n_L)}{12}$$

第8章 ノンパラメトリック法1

になります。

(S) あまりややこしくなくて、助かりました…

(A) 式だけだとイメージが湧かないと思うので、本来はちょっと標本数が少ないのですが、さっきの例で試してみましょう。まず、n_S と n_L の値は何が対応しますか？

(S) さっきもありましたよね。新薬の方が順位和が小さいから、こちらが n_S で、8人。既存薬の方が、順位和が大きい n_L で、こっちも8人です。だから平均値 μ は、$8 \times (1 + 8 + 8) \div 2 = 68$ ？
これって、さっきの「まったく差がないときの順位和」に等しいんですよね。

(A) そうですね。同じ定義ですから、当然同じ値になります。次に、分散はどうでしょうか？

(S) 平均値の 68 に $n_L = 8$ をかけて、6で割ればいいんだから…$68 \times 8 \div 6$ で、90.67 です。

(A) これで、分散と平均値が求まりました。あとは前と同様、「平均からのズレの絶対値を、分散の平方根をものさしにして」測ります。

(S) 観測された順位和が 48 だから、ズレの絶対値は $|48 - 68| = 20$。これを 90.67 の平方根で割るんだから、
$20 \div \sqrt{90.67} = 20 \div 9.52 = 2.10$ ですか？

(A) よくできました！ この 2.1 は、正規分布で何 σ ずれているかを示す値になります。

(S) 両側 5%で有意になるのが $\pm 1.96 \sigma$ だったから、2.1 だったら、有意になりますね！

(A) はい、確かに有意になります。ちなみに正規分布表において両側 1%で有意になるのは、2.58σ 以上ズレているときです。今回は 2.1σ ですから、「5%だと棄却でき、1%だと棄却できない」という数表の結果とも、一致していますね。

(S) だいたい、何例くらいから正規近似ができるんでしょう？

(A) 定まった式があるわけではありませんが、10-15 例を超えれば、正規近似をしてもそれほど結果がずれることはありません。

(S) わかりましたー！

8.5 まとめと注意…ウィルコクソンの仲間たち

Ⓐ　このウィルコクソンの順位和検定は、2つの群同士を比較するノンパラメトリックな手法なんですが、論文によっては同じところで"Mann ＝ Whitney の U 検定"が出てくることもあります。

Ⓢ　え、またやり方を理解しないとダメですか？

Ⓐ　幸いなことに、ウィルコクソンの順位和検定とマン＝ホイットニーの U 検定は、求めている統計量の形が少し違うだけなんです。ウィルコクソンは順位和を、マン＝ホイットニーは U 統計量を計算するんですが、この2つは一方から他方をすぐに計算できて、実質的に同じ検定とみなせます。ですので、詳しい手法を理解する必要はありません。

■ウィルコクソンとマン＝ホイットニーは「実質的に同じ」なので、統計ソフトにはどちらか一方しか組み込まれていないことがあります。等価であることを覚えておきましょう。

Ⓢ　おー、それはよかった！

Ⓐ　もう1つ覚えておいて欲しいのが、2つではなくてグループが3つ以上あるときの手法です。これも名前だけで大丈夫ですが、3群以上だとウィルコクソンやマン＝ホイットニーではなく、"Kruskal ＝ Wallis の H 検定"という名前になります。ちょうど、パラメトリックな検定における一元配置分散分析（ANOVA）に相当するのが、クラスカル＝ウォリスの H 検定です。これも統計ソフトあるいは論文ではよく見かける名前ですから、押さえておきましょうね。

	パラメトリック	ノンパラメトリック
2群	t 検定	ウィルコクソンの順位和検定
		マン＝ホイットニーの U 検定
3群以上	ANOVA	クラスカル＝ウォリスの H 検定

Ⓢ　2群だったらウィルコクソンかマン＝ホイットニー、3群以上だったらクラスカル＝ウォリス、ですね！

Ⓐ　そうですね。ノンパラメトリックな手法は、まだまだたくさんあります。t 検定や分散分析だけではなくて、カイ2乗検定や Pearson の相関係数にも、対応するノンパラメトリックな手法があります。一度では紹介しきれませんので、次回に続けてお話ししましょう。

Ⓢ　はい！　じゃあ、がんばって読み返しておきます。

第8章 例題の解答

　ある病気の新薬の効果を、既存薬と各群8人の臨床試験を実施して比較した。病気の重症度を表す検査値は、以下のようになった。

グループ	ID	数値
既存薬群	O1	3.0
既存薬群	O2	3.3
既存薬群	O3	5.0
既存薬群	O4	1.5
既存薬群	O5	10.5
既存薬群	O6	2.8
既存薬群	O7	5.1
既存薬群	O8	1.6
新薬群	N1	0.5
新薬群	N2	0.1
新薬群	N3	2.0
新薬群	N4	3.5
新薬群	N5	1.4
新薬群	N6	0.8
新薬群	N7	2.9
新薬群	N8	1.7

　このとき、既存薬と新薬とで重症度に差があるかどうか、ウィルコクソンの順位和検定によって比較せよ。

【ウィルコクソンの順位和検定による、連続データの比較】
1） 順位づけ
　グループに関係なく**数値が小さい順に並べ替え**、1位〜16位の順位を付ける。

グループ	ID	数値	順位
新薬群	N2	0.1	1
新薬群	N1	0.5	2
新薬群	N6	0.8	3
新薬群	N5	1.4	4
既存薬群	O4	1.5	5
既存薬群	O8	1.6	6
新薬群	N8	1.7	7
新薬群	N3	2.0	8
既存薬群	O6	2.8	9
新薬群	N7	2.9	10
既存薬群	O1	3.0	11
既存薬群	O2	3.3	12
新薬群	N4	3.5	13
既存薬群	O3	5.0	14
既存薬群	O7	5.1	15
既存薬群	O5	10.5	16

2) 各群の順位和の計算

改めてグループごとに並べ替えて、各グループについて順位だけを足し算した「順位和」を計算する。

グループ	ID	数値	順位
既存薬群	4	1.5	5
既存薬群	8	1.6	6
既存薬群	6	2.8	9
既存薬群	1	3.0	11
既存薬群	2	3.3	12
既存薬群	3	5.0	14
既存薬群	7	5.1	15
既存薬群	5	10.5	16
新薬群	10	0.1	1
新薬群	9	0.5	2
新薬群	14	0.8	3
新薬群	13	1.4	4
新薬群	16	1.7	7
新薬群	11	2.0	8
新薬群	15	2.9	10
新薬群	12	3.5	13

総和＝既存薬群の順位和
$5 + 6 + 9 + \cdots + 15 + 16 = 88$

総和＝新薬群の順位和
$1 + 2 + 3 + \cdots + 10 + 13 = 48$

既存薬群の順位和:
5＋6＋9＋…＋16＝88
新薬群の順位和:
1＋2＋3＋…＋13＝48

3）【標本数が少ない場合の、検定表を使った評価】
小さい方の順位和48を、（8人，8人）の順位和検定表に当てはめる。
5%のとき49－87、1%のとき43－93より、有意水準5%ならば「両群の重症度に差がある」、有意水準1%ならば「両群の重症度に差があるとは言えない」と結論する。

3'）【標本数が多い場合の、正規近似】
　a）順位和の期待値μの計算
　　順位和が小さいグループの標本数をn_S（この場合は新薬群、$n_S=8$）
　　順位和が大きいグループの標本数をn_L（この場合は既存薬群、$n_L=8$）として、
　　順位和の期待値（平均値）μを$n_S \times (1+n_S+n_L) \div 2$で求める。

$$\mu = n_S \times \frac{1+(n_S+n_L)}{2}$$
$$= 8 \times (1+8+8) \div 2$$
$$= 68$$

　b）分散の計算と、正規近似
　　平均値μの式に、順位和の大きいグループの標本数n_Lをかけて、6で割って分散を求める。

分散 $= \mu \times n_L \div 6$
　　　$= 68 \times 8 \div 6$
　　　$= 90.67$

順位和の平均からのズレを分散の平方根で割った値が、「正規分布で何σズレているか」の値になる。

$$\frac{順位和の平均からのズレ}{分散の平方根}$$
$$= \frac{|48-68|}{\sqrt{90.67}}$$
$$= \frac{20}{9.52}$$
$$= 2.10$$

2.1＞1.96より、有意水準5%で差があると言える。
　（正規分布の1%点は2.58σで、2.58＞2.1より、有意水準1%の場合は帰無仮説を棄却できず、「差があるとは言えない」となる）

第9章 ノンパラメトリック法2

あるなしデータも、ノンパラで！

この章のねらい

この9章では、8章に引き続いて「ノンパラメトリックな手法」を学びます。

8章では、外れ値や例数の問題でt検定を適用しづらい連続データについて、ウィルコクソンの順位和検定で評価する方法を紹介しました。

ウィルコクソンの順位和検定の適用範囲は広く、カイ2乗検定の守備範囲である「名義尺度・順序尺度の比較」にも使うことができます。
とくに「改善・不変・悪化」などの順序尺度を比較する場合は、カイ2乗検定よりもむしろウィルコクソンの順位和検定の方が、適切に差を検出できます。

この章では、順序データにウィルコクソンの順位和検定を適用する方法と、ノンパラメトリックな相関の評価法であるスピアマンの順位相関係数の扱い方を紹介します。

いつ使うの？

ウィルコクソンの順位和検定は、9章で勉強した連続データだけではなく、順序尺度の場合にも使うことができます。
さらに、外れ値が多いときにも使えるスピアマンの順位相関係数の計算法も、この章で学びます。

例題

ウィルコクソンの順位和検定による、順序データの比較

ある病気の新薬と既存薬の効果を、両群 30 人ずつの臨床試験で比較した。くすりの効果は、「（症状）改善」「（症状）不変」「（症状）悪化」の三水準で評価した。試験の結果は、以下のようになった。

パターンA

	改善	不変	悪化	合計（人）
新薬	15	7	8	30
既存薬	7	18	5	30
合計（人）	22	25	13	

パターンB

	改善	不変	悪化	合計（人）
新薬	18	5	7	30
既存薬	7	8	15	30
合計（人）	25	13	22	

このとき、新薬と既存薬とで重症度に差があるかどうか、それぞれのパターンについて、ウィルコクソンの順位和検定によって比較せよ。

9.0　はじめに

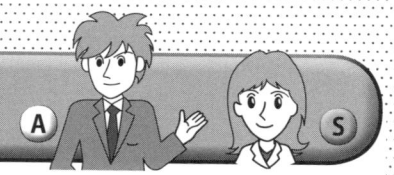

S　こんにちは！

A　さじょーさん、こんにちは！　前回は、中央値と平均値の議論から初めて、t 検定が使いづらいときのノンパラメトリックな手法を紹介してきました。

S　今回は、他の場面で使えるノンパラメトリックな手法のお話ですよね？

A　そうですね。特別な仮定を必要としないノンパラメトリックな手法は、あるなしデータの比較や相関など、あらゆるところに登場してきます。まずは、あるなしデータを少し拡張した、順序データの評価についてお話しします。

S　はーい！　新しい手法なんでしょうか？

(A) 新しいようで、実はすでに紹介した方法が使えます。

(S) ？？？

(A) このあと、お話ししていきましょう。

(S) はい！

9.1 またまた、ウィルコクソン？

(A) 前回は連続的なデータでしたが、今回はこんな順序データを扱ってみましょう。

> ある病気の新薬と既存薬の効果を、両群30人ずつの臨床試験で比較した。くすりの効果は、「(症状) 改善」「(症状) 不変」「(症状) 悪化」の三水準で評価した。試験の結果は、以下のようになった。
>
> パターンA
>
> | | 改善 | 不変 | 悪化 | 合計(人) |
> |---|---|---|---|---|
> | 新薬 | 15 | 7 | 8 | 30 |
> | 既存薬 | 7 | 18 | 5 | 30 |
> | 合計(人) | 22 | 25 | 13 | |
>
> パターンB
>
> | | 改善 | 不変 | 悪化 | 合計(人) |
> |---|---|---|---|---|
> | 新薬 | 18 | 5 | 7 | 30 |
> | 既存薬 | 7 | 8 | 15 | 30 |
> | 合計(人) | 25 | 13 | 22 | |

◀ 結果の表示法

> この例は新薬と既存薬とに30例ずつ割り付けて、前向きに評価していますから、試験が終わってはじめて分かる「改善」「不変」「悪化」のタテの合計を書くのは、本来は不適です。ここでは手法の説明のために、タテヨコでそれぞれの合計を出しています。

ちょっと今回は趣向を変えて、結果を2種類示しました。パターンAとパターンBを比べると、どうでしょうか？

(S) ええ？ パターンAだと、改善は新薬が多くて、不変は既存薬が多くて、悪化は既存薬が多いんですね。これだと、効き目に差があるのかどうかよくわかりません。そもそも、新薬と既存薬どちらがよく効いてるのかな…

パターンBなら、改善は新薬が、悪化は既存薬が、それぞれ倍以上多いから、新薬のほうがよく効いてそうですけど…

でもそもそもこれ、カイ2乗検定じゃダメなんですか？ カテゴリカルデータを比較してるんだし、分割表も書いてあるし…

🅐 ごもっともです。分割表が書いてあるんだから、カイ2乗検定をやりたくなるところですよね。実際、計算もできます。

カイ2乗検定で挑戦 ▶ 🅢 やっぱり、できるんだ！

🅐 せっかくだから、少し面倒ですが、計算できますか？ 検定結果まで出さなくても、カイ2乗値の計算まででいいですよ。

🅢 …なんか裏がありそうですけど、やってみます。カイ2乗値は、いったん各セルを隠して、合計だけから計算するんでした。パターンAの新薬なら、予測値が 22 × 30 ÷ (30 + 30) で、11。実測値が 15 だから、ズレが + 4。これを 2 乗して、予測値で割り算して、$\frac{16}{11}$。他のセルについても実施して…えーと、カイ2乗値は 8.44 になりました。

🅐 よくできました！ では、続いてパターンBもお願いします。

🅢 うーん…同じように 6 セル分計算して…8.44。あれ！？ 同じ値になっちゃいました。どこか間違ったのかな？

🅐 いえいえ、何も間違ってませんよ。パターンAとパターンB、状況はまったく違いますが、カイ2乗値は同じになってしまうんです。

🅢 どうしてでしょう？

🅐 各セルの値を、新薬と既存薬をペアにして、よく見比べてみましょう。何か、気がつきませんか？

パターンA	「改」	「不」	「悪」
	15	7	8
	7	18	5
パターンB			
	18	5	7
	7	8	15

🅢 途中経過で、同じ値ばかり出てきて、変だなと思ったんです…パターンAが、改善が 15 + 7 = 22。不変が 7 + 18 = 25。悪化が 5 + 8 = 13。パターンBが、改善が 7 + 18 = 25。不変が 8 + 5 = 13。悪化が 15 + 7 = 22…。あ、もしかしてAとBって、行と列を入れ替えただけなんですね？

🅐 見抜けましたか？ その通り、行と列を入れ替えただけなんです。そして、カイ2乗値の計算方法をもう一度思い出してみましょう。

🅢 各セルごとに予測値と実測値のズレを計算するから、セルの順番が変わっても、足し算の順序が変わるだけで、合計は変わらないんですね！

🅐 そうですね。次の表に、カイ2乗統計量の途中経過で出て来る「予測値と実測値のズレの 2 乗 ÷ 予測値」をセルごとに並べました。

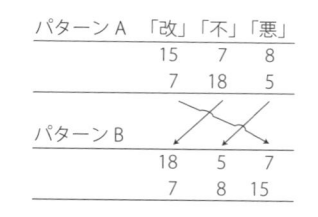

縦の列、すなわち新薬と既存薬で同じ値の繰り返しになるのは、標本数が両群ともに 30 人と一致しているからなんですが、A も B も「1.45・2.42・0.35」が 2 回ずつ繰り返されて、結局合計は等しくなるんです。

パターン A

	改善	不変	悪化	合計（人）
新薬	1.45	2.42	0.35	30
既存薬	1.45	2.42	0.35	30
合計（人）	22	25	13	

パターン B

	改善	不変	悪化	合計（人）
新薬	2.42	0.35	1.45	30
既存薬	2.42	0.35	1.45	30
合計（人）	25	13	22	

S ってことは、p 値も有意かどうかも一致するんですよね？

A そうなります。統計ソフトに計算させると、どちらも $p = 0.0147$ と有意になります。

S でも、パターン A とパターン B じゃ、臨床的な意味は全然違いますよね。B だったら新薬がよく効いてそうだけど、A はなんだかよく分かりません。

A 明らかに臨床的な意味が違うのに、統計的な評価がまったく同じになってしまうときは、むしろ統計手法の方に問題があります。カイ 2 乗値を計算する際に、いつの間にか捨てられてしまった情報があります。

S 情報が、捨てられた？

A なかなか気づきにくいんですが、効きめの尺度はバラバラな名義尺度じゃなくて、順序の情報も持っていたってことなんです。

S あ、なるほど！

カイ 2 乗検定の問題点

カテゴリ間の順序情報が消えてしまう

カイ 2 乗値 ▶
ここに注意！

A 改善→不変→悪化は、この順番自体が意味を持っていますから、列を入れ替えたら臨床的な重要性がまったく変わってしまいます。ところがカイ 2 乗値は、それぞれのセルを独立に計算しますから、自由に行や列の入れ替えができてしまう。すなわち、行や列を入れ替えても、カイ 2 乗値は変わらない。だから効き目の差があいまいなパターン A も、差がはっきりしていそうなパターン B も、出てくる数値は同じになってしまうんですね。

S そうなんですね…前の本でカイ 2 乗検定のお勉強をしたときに、「順序情報は捨てられてしまうから注意」って言われたのは、このことだったのか。でも、どうしたら順序情報を捨てない評価ができるんでしょう？

A 順序情報を生かしたままの検定になりますが、今まで何のお話をしてましたっけ？

S あ、順位和！

A 思い出せましたか？ 順位和検定は、このような順序つきカテゴリカルデータのときにも使うことができます。

> **Point**
> 順序付きカテゴリカルデータには順位和検定が使える

S でも、前の例で順位和を求めたときは、1 位から 16 位まで順位をつけられましたけど、今回は改善・不変・悪化の 3 つしかないですよね。どうやって順位をつけるんですか？

A 一見連続データにしか使えなさそうな順位和ですが、実はカテゴリカルデータにも順位をつけられます。これから、詳しく見てみましょう。

9.2　カテゴリカルデータの「順位」って？

S 例えばパターン A ですと、改善が 22 人、不変が 25 人、悪化が 13 人ですよね。順位はトップが改善・次が不変・最後が悪化になるでしょうが、トップグループが 22 人・次点が 25 人・最後が 13 人いることになります。

S 同順位がたくさんいて、ややこしそうですね。

A 順位和検定での扱い方を考える前に、通常の試験やスポーツの結果で、「トップ22人、次点25人、最後13人」となったら、どう順位をつけますか？

S たぶん、1位が同点で22人いて、23人目から次点グループになるから、23位が25人。48人目から最後グループなので、48位が13人。「1位が22人、23位が25人。48位が13人。計60人」ですよね？

A そうですね。ただし、今回このような順位づけをしますと、同順位がなくて60人全員に1位～60位をつけたときと比較して、順位和の値が変わってしまいます。

S 最初の22人は、バラバラだったら1位から22位のどれかになるはずなのに、全員が1位になっちゃうからですね。

A では、どうしたら順位和を同じにできるでしょう？

S えーと…トップと次点とその次で順位和がそれぞれ一致すればいいんだから…あ、最初の22人は、みんな1～22の真ん中の順位ってことにすればいいのかな？

A ご名答！ それが、**「平均順位」** の考え方です。やり方は単純で、最初の22人は、本来は1位から22位をとるはずの人たちだから、平均を取ってみな11.5位をつけます。次の25人は、本来は23位から47位なので、平均 $\frac{23+47}{2}$ をとって35位。

◀「平均順位」これは便利！

S 最後の13人は、48位から60位のはずだから、$\frac{48+60}{2} = 54$ 位ってことですね？

通常の順位：1位22人・23位25人・48位13人
　　　　　→順位和が変わってしまう
平均順位：11.5位22人・35位25人・54位13人
　　　　　→順位和は変わらない

パターンA

	改善	不変	悪化	合計（人）
新薬	15	7	8	30
既存薬	7	18	5	30
合計（人）	22	25	13	
（順位）	1位～22位	23位～47位	48位～60位	
平均順位	11.5位	35位	54位	

パターンB

	改善	不変	悪化	合計（人）
新薬	18	5	7	30
既存薬	7	8	15	30
合計（人）	25	13	22	
（順位）	1位～25位	26位～38位	39位～60位	
平均順位	13位	32位	49.5位	

A そうですね。この平均順位の発想は、先ほどの例のようなバラバラの値を取るときにも使えます。

S どういうことでしょう？

A 全体としてはばらついていても、どこかでたまたま同順位の人がいたような場合です。例えば8位の人が2人いたら、「8位が2人」じゃなくて、「8.5位が2人」と数えて、順位和の合計がずれないようにします。

S なるほど、わかりました！

次は順位和！ ▶ **A** では今の例に戻って、パターンAとパターンB、各群の順位和を計算できますか？

S はい！ やってみます。パターンAについて、改善が11.5位・不変が35位・悪化が54位。

新薬は改善が15人・不変が7人・悪化が8人だから、11.5 × 15 ＋ 35 × 7 ＋ 54 × 8 ＝ 849.5。

既存薬は改善が7人・不変が18人・悪化が5人だから、11.5 × 7 ＋ 35 × 18 ＋ 54 × 5 ＝ 980.5。これで合ってますか？

A 大丈夫ですよ。その調子で、パターンBもお願いします。

S わーい！ 今度は改善が1位から25位までだから、(1 ＋ 25) ÷ 2 ＝ 13位。不変が26位から38位で、(26 ＋ 38) ÷ 2 ＝ 32位。悪化が39位から60位で、(39 ＋ 60) ÷ 2 ＝ 49.5位ですね。

それで、新薬は改善が18人・不変が5人・悪化が7人で、13 × 18 ＋ 32 × 5 ＋ 49.5 × 7 ＝ 740.5。

既存薬は改善が7人・不変が8人・悪化が15人だから、13 × 15 ＋ 32 × 8 ＋ 49.5 × 15 ＝ 1089.5。

パターンAとBとで、順位和はずいぶん違う値になりました。順位和の差の絶対値は、臨床的にも意味のありそうなパターンBの方が大きいですね。

A カイ2乗値だと2つのパターンでまったく同じ値になって、臨床的な重要性の差を反映できませんでした。一方で順位和は「改善

パターンA

	改善	不変	悪化	合計
新薬（a）	15	7	8	30
既存薬（b）	7	18	5	30

	改善	不変	悪化	合計
平均順位（c）	11.5	35	54	
新薬の順位和（a×c）	172.5	245	432	849.5
既存薬の順位和（b×c）	80.5	630	270	980.5
			順位和の期待値	915
			順位和の期待値とのズレ	−65.5

パターンB

	改善	不変	悪化	合計
新薬（a）	18	5	7	30
既存薬（b）	7	8	15	30

	改善	不変	悪化	合計
平均順位（c）	13	32	49.5	
新薬の順位和（a×c）	234	160	346.5	740.5
既存薬の順位和（b×c）	91	256	742.5	1089.5
			順位和の期待値	915
			順位和の期待値とのズレ	−174.5

－不変－悪化」の情報を生かしておけるので、ちゃんと「差」を出すことができるんですね。

(S) さっきの例でも、もともとの差が大きいと順位和の差も大きくなってましたよね。今回は、どうやって有意かどうかを判定するんでしょう？ 正規分布に近似できるといいけど… ◀ 有意差の判定は？

(A) ご安心あれ。ちゃんと近似ができますし、「観測された順位和と『平均値』とのズレを、分散の平方根をものさしにする」ことは変わりません。ただし、分散の式だけ、少しややこしくなります。順を追って計算していきましょう。

(S) はい！

(A) まず『平均値』、正確には順位和の期待値ですが、これは先ほど

と同じ式、$n_s \times \dfrac{1+n_s+n_L}{2}$ になります（8.4節, p120 参照）。

(S) 今回も標本数は両群で同じだから、n_s も n_L も 30 ですよね。だから、

30 × (1 + 30 + 30) ÷ 2 = 30 × 61 ÷ 2 = 915

ですね？

(A) 正解！ 915 と順位和の差の絶対値が、分子になります。では、ちょっと厄介な分散の計算に移りましょう。

(S) はーい！ だいぶバテてきましたけど、まだまだがんばります！

(A) 読者の皆さんも、長くて重い章が続きますから、適度に休憩を入れてくださいね。

9.3　同順位があるときの分散は？

(A) さて、分散の計算です。同順位がなかったときの計算式、覚えてますか？

(S) 「平均値の式に、順位和の大きいグループの標本数 n_L をかけて、さらに 6 で割る」でしたよね。

式で表せば、

$$\dfrac{\mu \times n_L}{6} = \dfrac{n_s \times n_L \times (1+n_s+n_L)}{12}$$

です。

(A) ありがとうございます。同順位がある場合は、この式の形がずいぶん変わってきます。

(S) 簡単には、終わらせてくれないですね…どんな計算になりますか？

(A) 必要な情報は、「全体の人数」「同順位で並んでいる人がいれば、各順位ごとの人数」の２つです。

(S) 全体の人数は、60 人ですよね。各順位ごとの人数って、何のことですか？

(A) ちょっとわかりづらいですけれど、「改善」「不変」「悪化」それ

ぞれに何人ずつ固まっているか、という意味です。新薬群か既存薬群かは、いったん無視しましょう。

(S) それなら、さっき出しました！　こんな感じです。

	改善	不変	悪化
パターン A	22 人	25 人	13 人
パターン B	25 人	13 人	22 人

(A) いい感じですね！　次に、ずいぶん奇妙な形ですが、
「**全体の人数の 3 乗－全体の人数**」と、「**（各順位ごとの人数）^{3}－（各順位ごとの人数）の総和**」を出せますか？

(S) ？？？　不思議な式ですね…
前者は、$60^3 - 60 = 216,000 - 60 = 215,940$。
後者は、パターン A だと改善が $22^3 - 22 = 10,626$、不変が $25^3 - 25 = 15,600$、悪化が $13^3 - 13 = 2,184$ で、3 つ足して 28,410。
パターン B だと $(25^3 - 25) + (13^3 - 13) + (22^3 - 22)$ …
あ、これは順番が変わっただけだから、同じ 28,410 ですね。
今までになく、大きな数字が出てきました。

(A) お疲れ様！　そして、前者から後者を引き算しましょう。

(S) $215,940 - 28,410 = 185,790$。この値が、分散？

(A) いやいや、185,790 が分散そのものではありません。185,790 に、こんな値を掛け合わせます。

同順位があるときの分散

$$\text{分散} = A \times \frac{\text{「順位和が小さいグループの人数」} \times \text{「順位和が大きいグループの人数」}}{12 \times \text{「全体の人数」} \times \text{「全体の人数} - 1\text{」}}$$

$A = ((\text{全体の人数})^3 - (\text{全体の人数})) - ((\text{各順位ごとの人数})^3 - (\text{各順位ごとの人数}))\text{の総和}$

(S) 登場人物は、そんなに多くないんですね。分子は、$30 \times 30 = 900$。分母は、$12 \times 60 \times (60 - 1) = 42480$。この数に、さっきの 185,790 をかけるんだから、$\frac{900}{42,480} \times 185,790 = 3973.1$ だ！

(A) よくできました！　あと一息です。順位和のズレを、今求めた値の平方根で割り算しましょう。

(S) やっと終わりが見えてきた…$\sqrt{3973.1} = 63.0$ですね。
パターン A は、順位和が 849.5 と 980.5 だったから、$(915 - 849.5) \div 63.0 = 1.04$。パターン B は、順位和が 740.5 と

1089.5 だから、ズレは（915 − 740.5）÷ 63.0 = 2.77。

パターン A が 1.04 σ のズレ、パターン B が 2.77 σ のズレだから、A は 1.96 より小さくて、有意水準 5% で差があるとはいえない。B は 1.96 より大きいから、有意差ありです！

(A) お疲れ様でした！　統計ソフトで p 値を計算しますと、パターン A では 0.30、パターン B では 0.01 以下となります。本来はさらに細かい補正を加えるんですが、ここでは省略しましょう。

(S) うーん、相当苦労しましたけど、なんとか最後までたどりつけました！

(A) 前々回お話ししたログランク検定も、今回のウィルコクソンの順位和検定も、手作業で今後計算することはまずないと思います。でも、一度「苦労」をすれば、どのような原理で成り立っているかを理解しやすいと思ったので、ついてきて頂きました！

(S) 1つ1つの計算を細かく分解していけば、どうにかついていけそうです。

(A) そうですね。決して文字式の形で覚えようとせずに、例えば「全体の人数」とか、「順位和の小さいグループの標本数」とか、言葉で照らし合わせながら追いかけるのが大事です。たった今計算した同順位があるときの分散の求め方って、式だけで表すとこうなります。

$$V(順位和) = \frac{m \times n}{12N(N-1)} \{(N^3 - N) - \Sigma_i (d_i^3 - d_i)\}$$

m, n： 各群の標本数
N： 標本数の総和
d_i： 同順位のものの個数

(S) 嫌だー！

(A) ですよね。だいぶ時間は余計にかかってしまいましたが、言葉で理解することで、少しでも頭に残ってくれればと思います。

(S) なんとか、頭にひっかかってくれそうです！

(A) その調子で、頑張りましょう。重いテーマが終わった後は、少し軽い、でも大事な、「ノンパラメトリックな相関係数」のお話をしましょう。ここで大きくテーマが変わりますから、疲れちゃった読者の方は、いったん切り上げていただいても大丈夫ですよ。

(S) 私も疲れちゃったから、明日またきまーす！

(A) あ、はい…おつかれさまです。

9.4 ノンパラメトリックな相関係数

(S) おはようございます！

(A) おはようございます！ ちゃんと来てくれましたね！ よかったです。

(S) 知恵熱出そうでしたけど、なんとか復活しました！ 今日は、相関係数の話でしたよね？

(A) はい、ノンパラメトリックな相関係数のお話です。

(S) 今までやった相関係数は、Pearson の積率相関係数、だったかな？ あれがパラメトリックな相関係数なんですね？

(A) 特に説明はしていませんでしたが、その通りです。検定と同じように、データが「きれいに」散らばっていなかったり、外れ値があるときには、ちょっと問題が出てくるんですね。

(S) 前回同様、外れ値に弱いんですね…

(A) 簡単な例を作ってみました。

> ある病気の患者について、A、B2つの検査値の関連を評価するために、8人の患者に対して検査値Aと検査値Bを同時に測定した。測定結果は以下のようになった。
>
> | ID | 測定値A | 測定値B | 順位 |
> |---|---|---|---|
> | 1 | 2 | 0 | 1 |
> | 2 | 3 | 3 | 2 |
> | 3 | 7 | 7 | 3 |
> | 4 | 1 | 2 | 4 |
> | 5 | 4 | 2 | 5 |
> | 6 | 2 | 3 | 6 |
> | 7 | 3 | 1 | 7 |
> | 8 | 2 | 2 | 8 |

(S) まず、散布図を書いてみます！

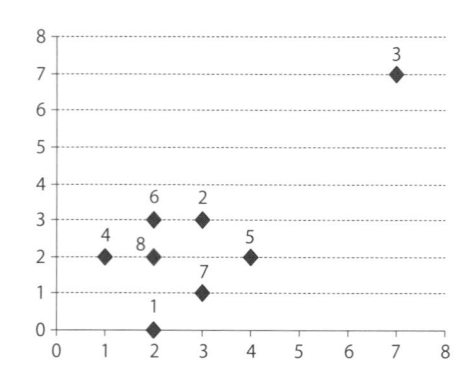

(S) …あれ、ID3番の人が外れ値になってますね。これ、相関係数をそのまま出して大丈夫でしょうか？

(A) ちゃんと散布図を書いて考えられるのは、素晴らしいことですね。いったん、気にせずにPearsonの相関係数を出してみてください。

(S) 必要なのは、A、Bそれぞれの平均値からのズレと、それから共分散の分子に相当する、「Aのズレ」と「Bのズレ」の積ですよね。表にまとめてみました！

ID	測定値 A	測定値 B	Aの平均値3からのズレ	Bの平均値2.5からのズレ	Aの偏差平方（各データの平均値3からのズレ）^{2}	Bの偏差平方（各データの平均値2.5からのズレ）^{2}	Aの平均値からのズレ×Bの平均値からのズレ（共分散の分子）
1	2	0	−1	−2.5	1.00	6.25	2.50
2	3	3	0	0.5	0.00	0.25	0.00
3	7	7	4	4.5	16.00	20.25	18.00
4	1	2	−2	−0.5	4.00	0.25	1.00
5	4	2	1	−0.5	1.00	0.25	−0.50
6	2	3	−1	0.5	1.00	0.25	−0.50
7	3	1	0	−1.5	0.00	2.25	0.00
8	2	2	−1	−0.5	1.00	0.25	0.50
				総和	24	30	21
					（Aの偏差平方和）	（Bの偏差平方和）	（共分散の分子）

相関係数 $\dfrac{21}{\sqrt{24} \times \sqrt{30}} = 0.783$

(A) えらい！ Aの偏差平方和（各データの平均値3からのズレを2乗したものの和）が24、Bの偏差平方和が30。これはルートをとって、分母にいきます。一方分子は、AのズレとBのズレの単純な積の和で、21ですね。

(S) だから相関係数は、

$$相関係数\ r = \frac{A のズレと B のズレの積の和}{\sqrt{A の偏差平方和} \times \sqrt{B の偏差平方和}}$$

$21 \div (\sqrt{24} \times \sqrt{30}) = 21 \div 26.83$ で、0.783 になりました。強い相関…なんでしょうか？　これ。

(A)　散布図を見て頂ければわかると思いますが、ID3 のデータがなければ、ほとんど相関はなさそうですよね。外れ値（7, 7）に引っ張られて、相関が強いように錯覚してしまうんですが…

(S)　やっぱり値をそのままじゃなくて、順位をとるんでしょうか？

(A)　苦労しただけあって、ずいぶん鋭くなりましたね！　その通りです。ただしウィルコクソンでやったような、グループをまとめて順位を付ける方法とは違って、測定値 A は A の中だけ、測定値 B は B の中だけで順位をとってみましょう。

(S)　たとえば ID1 番なら、A の値 "2" は 2 番目に小さいですね。あ、でも "2" が 3 人いる…

(A)　同順位のときは、やはり平均順位をとりますよ。

(S)　じゃあ、2 位から 4 位までの平均で、3 位ですね。B の値 0 は単独で 1 番小さいから、1 位です。同じことを 8 人分続けて…こうなりました！

ID	測定値 A	測定値 B
1	3.0	1.0
2	5.5	6.5
3	8.0	8.0
4	1.0	4.0
5	7.0	4.0
6	3.0	6.5
7	5.5	2.0
8	3.0	4.0
平均	4.5	4.5

(A)　よくできました。さて、ノンパラメトリックな相関係数の求め方なんですが、とても単純です。

(S)　そうなんですか？　でも、単純な方が嬉しいです！

(A)　確かに。最初は A の測定値と B の測定値が 8 組ありましたが、今度は A の順位と B の順位が 8 組に変わりました。そしてやるこ

とは、「順位の値をそのまま使って、pearson の相関係数を計算する」です。

🅢 おー、今度は簡単で助かりました！ 「順位の平均値」は、A も B も 1 位から 8 位までの単純平均になるから、4.5 位ですね。

あとの操作は一緒なんだから…こうなりました。A、B の偏差平方和はどちらも 39.5。A のズレと B のズレの積の和が 15.25。

だから相関係数は、

$15.25 \div (\sqrt{39.5} \times \sqrt{39.5})$
$= 15.25 \div 39.5 = 0.386$

になりました。ずいぶん小さくなりましたね。

ID	測定値 A (順位)	測定値 B (順位)	A の平均値からのズレ	B の平均値からのズレ	A の偏差平方（各データの平均値からのズレ）²	B の偏差平方（各データの平均値からのズレ）²	A の平均値からのズレ×B の平均値からのズレ（共分散の分子）
1	3.0	1.0	−1.5	−3.5	2.25	12.25	5.25
2	5.5	6.5	1.0	2.0	1.00	4.00	2.00
3	8.0	8.0	3.5	3.5	12.25	12.25	12.25
4	1.0	4.0	−3.5	−0.5	12.25	0.25	1.75
5	7.0	4.0	2.5	−0.5	6.25	0.25	−1.25
6	3.0	6.5	−1.5	2.0	2.25	4.00	−3.00
7	5.5	2.0	1.0	−2.5	1.00	6.25	−2.50
8	3.0	4.0	−1.5	−0.5	2.25	0.25	0.75
平均	4.5	4.5	1.5	総和	39.50	39.50	15.25
					(A の偏差平方和)	(B の偏差平方和)	(共分散の分子)

相関係数 $\dfrac{15.25}{\sqrt{39.5} \times \sqrt{39.5}} = 0.386$

🅐 計算は、まったく問題ありません。このようにして計算した相関係数のことを、「**Spearman の順位相関係数**」とよびます。

スピアマンの順位相関係数

順位の値のみを使ってピアソンの相関係数を計算

🅢 順位だけとってるから、順位相関係数ってことですね。

🅐 そうですね。Pearson の普通の相関係数に対する強みは、パラメトリック検定とノンパラメトリック検定の関係と同様、外れ値の影響を受けにくく、また小標本にも適応可能というところにありま

す。特に外れ値がある場合には、ピアンソンの相関係数よりもスピアマンの順位相関係数で評価した方が、より適切といえますね。

(S) 相関ってけっこう大きなテーマだから、また複雑な計算が続くのかなって思ってました…安心しました。

(A) ノンパラメトリックな相関係数には、他に「Kendall の順位相関係数」も良く使われますが、ここでは詳しい説明は省略します。検定のとき以上に、相関係数の値は外れ値の影響を受けやすい、すなわち一個外れ値があるだけで「強い相関」があるように見えてしまいがちなので、特に注意しましょう。

(S) はーい、わかりました！

9.5　ノンパラメトリックな「生存分析」

(A) ここまで 2 回にわたって、いろいろな「ノンパラメトリックな手法」を紹介してきました。最後に、ノンパラメトリックな「生存分析」を紹介しておきましょう。

(S) うーん、生存分析はかなりボリュームがあったから、また難しい手法が出てくるのかな…でも、がんばります。

(A) そう思いますよね？　ところが、ノンパラメトリックな生存分析法は、さきほどのノンパラメトリックな相関係数より、もっと簡単にできます。

(S) え、そうなの？

(A) 生存分析のところで紹介した、「生存曲線に差があるかどうかの検定」は、何でしたっけ？

(S) えーと、ログランク検定だったと思います。

(A) そうですね。ログランク検定は、死亡のようなイベントが発生するごとに、直前に残っている人数を各グループごとに比較して、どちらのグループにも等確率でイベントが起こると仮定した場合と、実際のイベントの起こり方を比べていました。

(S) カイ 2 乗検定を使って、評価をしていましたね。

(A) はい。ここで注意してほしいのは、「イベントが起こるごと」に計算をしていたわけですが、例えば 3 回目にイベントが起きたときに、「2 回目のイベント発生からどのくらい時間が経ったか？」

とか、「追跡を開始してからどのくらい時間が経ったか？」のような情報は、何も考慮されていないってことなんです。

(S) そうですね…あくまで、直前にそれぞれのグループに何人いたか、だけに注目していました。

(A) 例えば、
「開始後1週間で実薬群にイベント発生。そこから3週間後にプラセボ群でイベント発生。さらに10週間後に実薬群でイベント発生…」のような観測結果と、
「開始後すぐに実薬群にイベント発生。そこから20週間後にプラセボ群でイベント発生。さらに7週間後に実薬群にイベント発生…」のような観測結果は、ログランク検定はまったく同質に扱われるんですね。

(S) つまりログランク検定は、イベントがどちらの群に起こるか、順番だけを見てるってことか…あ、もしかして、ログランク検定自体がノンパラメトリックな手法だってことですか？

ログランク検定

イベントの発生順序のみを評価
→もともと「ノンパラメトリック」

(A) すばらしい！ その通りです。

(S) じゃあ、新しい方法を覚えなくてもいいんですね。たしかに、これなら順位相関係数よりももっと簡単です。

(A) 生存曲線に関する検定には、ログランク検定の他にも別の手法があります。一般化ウィルコクソン検定と呼ばれる手法なんですが、こちらも「ウィルコクソン」から想像がつく通り、やはりノンパラメトリックな、順番だけに注目する手法です。詳しい紹介はしませんが、頭に入れておきましょうね。

(S) はーい！

9.6 まとめ

A 2回にわたって、結果的に同じ手法もありますけれど、さまざまなノンパラメトリックな手法をお話ししてきました。

S ずいぶん重い内容でしたけど、少しは身についたかな？

A 繰り返しになりますが、今回お話しした手法すべてに共通するのは、「素の値」の情報を捨てて、「順序」あるいは「順位」の情報を活用しているってことです。

ノンパラメトリックの手順

「素の値」の情報を捨てて、
「順序」あるいは「順位」の情報を活用する

S 順位だけを使う分、外れ値にも強くなるし、分布が歪んでいたり、標本数が少なくても大丈夫ってことですね。

A はい。それがノンパラメトリックな手法の強みです。ただし値の情報がなくなってしまう分、デメリットもあります。

S デメリット？

A 何度かお話ししたように、検定結果が厳しめになって、有意差が出にくくなるということですね。

S そうか…だから、いつもノンパラメトリックな手法を使えばいいってわけじゃないんですよね。

A はい。パラメトリックな手法、t検定や分散分析やピアソンの相関係数などが使えるときは、そちらを使った方がしっかり差を検出できます。正しく使い分けられるように、いきなり統計解析を始めるのではなくて、まずデータの分布の仕方をチェックすることをお奨めします。

S わかりました！

第9章　例題の解答

ある病気の新薬と既存薬の効果を、両群30人ずつの臨床試験で比較した。くすりの効果は、「（症状）改善」「（症状）不変」「（症状）悪化」の三水準で評価した。試験の結果は、以下のようになった。

パターンA

	改善	不変	悪化	合計（人）
新薬	15	7	8	30
既存薬	7	18	5	30
合計（人）	22	25	13	

パターンB

	改善	不変	悪化	合計（人）
新薬	18	5	7	30
既存薬	7	8	15	30
合計（人）	25	13	22	

このとき、新薬と既存薬とで重症度に差があるかどうか、それぞれのパターンについて、ウィルコクソンの順位和検定によって比較せよ。

【ウィルコクソンの順位和検定による、順序データの比較】
1）水準ごとの、平均順位を使った順位づけ

順序尺度の各水準（改善・不変・悪化）に順位を付ける。
それぞれの水準内では全て同順位となるので、「平均順位」をあてはめる。

パターンA: 改善・不変・悪化がそれぞれ22人・25人・13人より、
各水準の順位は「1－22位」「23位－47位」「48－60位」となる。平均順位として、それぞれの平均値をとる。
すなわち改善が $\frac{1+22}{2}=11.5$ 位・不変が $\frac{23+47}{2}=35$ 位・悪化が $\frac{48+60}{2}=54$ 位である。

パターンB: 改善・不変・悪化がそれぞれ25人・13人・22人より、
各水準の順位は「1－25位」「26位－38位」「39－60位」となる。平均順位として、それぞれの平均値をとる。
すなわち改善が $\frac{1+25}{2}=13$ 位・不変が $\frac{26+38}{2}=32$ 位・悪化が $\frac{39+60}{2}=49.5$ 位である。

パターンA

	改善	不変	悪化	合計（人）
新薬	15	7	8	30
既存薬	7	18	5	30
合計（人）	22	25	13	
（順位）	1位～22位	23位～47位	48位～60位	
平均順位	11.5位	35位	54位	

パターンB

	改善	不変	悪化	合計（人）
新薬	18	5	7	30
既存薬	7	8	15	30
合計（人）	25	13	22	
（順位）	1位～25位	26位～38位	39位～60位	
平均順位	13位	32位	49.5位	

2）各群の順位和の計算

各水準の平均順位と、その水準にいる人数を使って、新薬群と既存薬群の順位和を計算する。

パターンA

	改善	不変	悪化	合計
新薬（a）	15	7	8	30
既存薬（b）	7	18	5	30

	改善	不変	悪化	合計
平均順位（c）	11.5	35	54	
新薬の順位和（a×c）	172.5	245	432	849.5
既存薬の順位和（b×c）	80.5	630	270	980.5
		順位和の期待値		915
		(b)の順位和のズレ		−65.5

パターンB

	改善	不変	悪化	合計
新薬（a）	18	5	7	30
既存薬（b）	7	8	15	30

	改善	不変	悪化	合計
平均順位（c）	13	32	49.5	
新薬の順位和（a×c）	234	160	346.5	740.5
既存薬の順位和（b×c）	91	256	742.5	1089.5
		順位和の期待値		915
		(b)の順位和のズレ		−174.5

パターンA：
新薬群の順位和: 改善（11.5位）に15人、不変（35位）に7人、悪化（54位）に8人より、
　　　　　　　11.5×15＋35×7＋54×8＝849.5
既存薬群の順位和: 改善（11.5位）に7人、不変（35位）に18人、悪化（54位）に5人より、
　　　　　　　11.5×7＋35×18＋54×5＝980.5
全く差がない時の順位和の期待値は、$\dfrac{1+2+\cdots+59+60}{2}$ で、915。
よって順位和のズレの絶対値は65.5。

パターンB：
新薬群の順位和: 改善（13位）に18人、不変（32位）に5人、悪化（49.5位）に7人より、
　　　　　　　13×18＋32×5＋49.5×7＝740.5
既存薬群の順位和: 改善（13位）に7人、不変（32位）に8人、悪化（49.5位）に15人より、
　　　　　　　13×7＋32×8＋49.5×15＝1089.5
全く差がない時の順位和の期待値は、$\dfrac{1+2+\cdots+59+60}{2}$ で、915。
よって順位和のズレの絶対値は174.5。

3）分散の計算

a)「全体の人数^3－全体の人数」「各順位ごとの総人数^3－各順位ごとの総人数」を、それぞれ算出し、前者から後者を引き算。

「全体の人数^3－全体の人数」－「各順位ごとの総人数^3－各順位ごとの総人数」
＝（60^3－60）－「（（改善の総人数）^{3}－（改善の総人数））＋（（不変の総人数）^{3}－（不変の総人数））＋（（悪化の総人数）^{3}－（悪化の総人数））」
＝21,5940－（（22^3－22）＋（15^3－15）＋（13^3－13））
＝21,5940－（10,626＋15,800＋2,184）
＝21,5940－28,410
＝18,5790（この値をAとおく）

b) Aの値に $\dfrac{（小さいグループの人数）\times（大きいグループの人数）}{12\times（全体の人数）\times（全体の人数－1）}$ をかけ、分散を求める。

$$分散 = A \times \dfrac{（小さいグループの人数）\times（大きいグループの人数）}{12\times（全体の人数）\times（全体の人数－1）}$$

$$= A \times \dfrac{30 \times 30}{12 \times 60 \times (60-1)}$$

$$= \dfrac{185,790 \times 900}{42,780}$$

$$= 3973.1$$

4）正規近似と、ズレの評価

上で求めた**分散の平方根でズレの絶対値を割った値が、正規分布で何σずれているかの指標**になる。

パターンAのズレの絶対値: 65.5
パターンBのズレの絶対値: 174.5
分散の平方根: $\sqrt{3973.1}=63.0$
　より、
パターンAのズレ: 65.5÷63.0＝1.04＜1.96より、効果に差があるとは言えない。
パターンBのズレ: 174.5÷63.0＝2.77＞1.96より、効果に差があると言える。

第10章 感度と特異度、ROC曲線

検査の精度、何で見る？

この章のねらい

この10章では、検査や診断の評価にまつわるさまざまな数値の復習をしたのち、その精度を図形的に評価する方法を学びます。

検査や診断では、判断を誤る可能性をどうしてもゼロにはできません。
病気でないのに検査陽性になってしまう偽陽性と、病気なのに検査が陰性になってしまう偽陰性。両方を小さくできれば理想的ですが、通常は一方を小さくすると他方は大きくなってしまいます。
偽陽性や偽陰性をうまく評価するために、
「感度・特異度」「陽性的中率・陰性的中率」が定義されています。一見よく似た概念ですが、実は二つの数値の性質は大きく異なっています。

この章では、「感度・特異度」「陽性的中率・陰性的中率」の性質の違いを理解した上で、検査や診断の精度を図形的に評価できるROC曲線の描き方・使い方を学びます。

いつ使うの？

検査や診断の精度を評価する際に使います。
混乱しがちな「感度」「特異度」「陽性的中率」「陰性的中率」の求め方を復習し、さらに感度と特異度を同時に評価できるROC曲線の描き方・使い方を学びます。

例題 検査の精度

【検査の精度】

[1] 病気 A の日本での患者数は、およそ 1 万人に 1 人である。この病気 A に関し、新しい検査法が開発された。この検査を行うと、病気 A にかかっている人の 99.99% は陽性になる。一方、病気 A にかかっていない人は、99.9% の確率で陰性になる。

1. この検査法の感度と特異度・陽性的中率と陰性的中率を計算せよ。
2. ある人が検査を受けて、陽性と判定された。この人が本当に病気 A にかかっている確率は何 % か？
3. 病気 A の有病率が通常より高い集団があり、集団内での有病率は 50 人に 1 人であることが知られている。この集団 10,000 人に対して、検査を行ったところ、ある人が陽性と判断された。
   この人が本当に病気 A にかかっている確率は何 % か？

【感度と特異度の計算・ROC 曲線の描画】

[2] ある病気について、検査値と病気の有無を 11 人について調べた結果が以下のようになった。

受診者	検査値	病気
新井	1.2	なし
池谷	1.8	なし
梅津	2.5	あり
江藤	3.2	なし
緒方	3.9	なし
川口	4.5	あり
木村	5.4	なし
栗原	5.9	あり
剣持	6.1	なし
古葉	7.2	あり
佐藤	7.8	あり

1. 検査の閾値を 1 から 8 まで 1 ずつ変動させたときの、感度と特異度を計算せよ。
2. 1. の結果を利用して、ROC 曲線を描画し、AUC を計算せよ。

10.0　はじめに

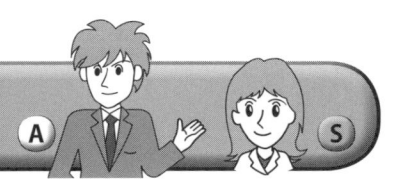

- **S**　おはようございます！
- **A**　さじょーさん、おはようございます。これまでの何回かは、生存時間分析とか、ノンパラメトリック法とか、かなり手強い内容でしたね。
- **S**　はい…でも、計算を1つ1つ追っていけば、なんとかついていけるかな。
- **A**　そうですね。全て自力で計算する必要は今後ほとんどないでしょうから、「何を比べているのか？」「今までの手法と、どこがどう違うのか」がわかるようになれば、それでも十分だと思います。
- **S**　違いを理解するのなら、なんとかできるかな？
- **A**　全部を理解しようとすると頭が煮えてしまいますから、ほどほど、で大丈夫ですよ。さて今回はだいぶ毛色の違う話をしましょう。前回の本でお話しした、「感度」「特異度」をもう少し掘り下げてみましょう。
- **S**　回帰とか生存分析とかノンパラメトリック法とかが「わかりません」のままでも、理解できますか？
- **A**　はい、問題ありません。前の章まででつまづいてしまった人も、いったん忘れて、この章の内容を考えてみましょう。
- **S**　よかった…

10.1　感度と特異度、陽性的中率と陰性的中率

- **A**　さて、前回の本でもお話ししましたが、感度と特異度、陽性的中率と陰性的中率、どうしても混乱してしまいがちです。同じ例をもう一回持ってきましたので、復習してみましょう。

> 病気Aの日本での患者数は、およそ1万人に1人である。この病気Aに関し、新しい検査法が開発された。この検査を行うと、病気Aにかかっている人の99.99%は陽性になる。一方、病気Aにかかっていない人は、99.9%の確率で陰性になる。今、ある人がこの検査を受け、「陽性」と診断された。この人が本当に病気Aにかかっている確率は何%か？

Ⓢ 一見「ほぼ間違いなく病気だ！」って思ってしまうけど、実はそうじゃないって例でしたよね。

Ⓐ そうですね。今回は分割表を書きつつ、4つの定義を復習してみましょう。

Ⓢ はーい。

Ⓐ 対象は「全日本人」になりますので、簡単のために1億人としましょう。
縦方向を検査陽性・陰性、横方向を病気あり・なしとして、分割表を書いてみましょう。

Ⓢ 縦が検査、横が病気ですね。まず病気の人の数、有病率かな？これが1万人に1人だから、病気ありが1億人÷10,000＝1万人。残りは病気なしだから、1億人－1万人＝9,999万人ですね。

Ⓐ 有病率、よく覚えてましたね！ では、病気ありの1万人と、病気なしの9,999万人を、検査結果で分けましょう。

Ⓢ はい。病気があれば99.99%の確率で検査は陽性だから、1万人×0.9999＝9,999人は陽性です。残りの1人だけ、本当は病気なのに検査にひっかからない、偽陰性ですね。

Ⓐ いい調子ですね。では、病気なしの9999万人は？

Ⓢ 病気がない人は、99.9%の確率で陰性。ということは、0.1%が陽性になるんだから、9,999万×0.001＝99,990人。これが偽陽性の数です。
ほぼ10万人って考えれば、9,999万－10万＝9,989万人が、「病気がなくて陰性」、真陰性ですよね。これで、2×2＝4マスが埋まりました！

	病気あり	病気なし	合計（人）
検査陽性	9,999	99,990	109,989
検査陰性	1	99,890,010	99,890,011
合計（人）	10,000	99,990,000	100,000,000

Ⓐ　ありがとうございます。では、改めて感度・特異度・陽性的中率・陰性的中率を定義してみましょう。まずは、感度と特異度から。

Ⓢ　はい！　感度は、「病気がある人のうち、検査陽性となる割合」だから、病気ありの列をタテに見ます。病気ありが10,000人、そのうち検査陽性が9,999人だから、99.9％。これは最初の文章中にもあったかな？

Ⓐ　そうですね。特異度も、お願いします！

Ⓢ　特異度は、「病気がない人のうち、検査陰性となる割合」だから、病気なしの列を縦に見ればいいんですよね。病気なしが9,999万人、検査陰性がおよそ9,989万人…むしろ、最初の文章の「病気Aにかかっていない人は、99.9％の確率で陰性になる」を使えばいいのか。この文章、特異度の定義そのものだから、やっぱり99.9％ですね。

感度	病気がある人のうち、検査陽性となる割合
特異度	病気がない人のうち、検査陰性となる割合

＜感度・特異度＞

	病気あり	病気なし	合計
検査陽性	9,999	99,990	109,989
検査陰性	1	99,890,010	99,890,011
合計	10,000	99,990,000	100,000,000

感度 $\frac{9,999}{10,000} = 99.99\%$　　特異度 $\frac{99,890,010}{99,990,000} = 99.9\%$

Ⓐ　正解です！　問題文の記述は、そのまま感度と特異度の記述になっています。では今度は、陽性的中率・陰性的中率を求めてみましょう。

Ⓢ　わかりました！　陽性的中率は、「検査陽性だった人のうち、本当に病気の人の割合」だったから…今度は検査陽性の行をヨコに見ればいいんですよね。検査陽性が109,989人。そのうち病気ありは9,999人だから、陽性的中率は9999 ÷ 109,989 ＝ 9.1％ですね。これが、前回問題になったところですよね？

Ⓐ　そうですね。この場合ですと、「検査陽性」と言っても、本当に

病気の人は 9.1％ ですからおよそ 11 人に 1 人しかいないわけです。感度や特異度が高くても、陽性的中率も高くなるとは限らないのが、ポイントですね。話を進める前に、陰性的中率はどうでしょうか？

S　陰性的中率は、「検査陰性だった人のうち、本当に病気でない人の割合」ですね。検査陰性なのに病気がある偽陰性の人は、1 人だけ。検査陰性の人の全体人数は 9989 万人だから、これはほとんど 100％ でいいですよね？

陽性的中率	検査陽性だった人のうち、本当に病気の人の割合
陰性的中率	検査陰性だった人のうち、本当に病気でない人の割合

＜陽性的中率・陰性的中率＞

	病気あり	病気なし	合計		
検査陽性	9,999	99,990	109,989	陽性的中率	$\dfrac{9,999}{109,989} = 9.09\%$
検査陰性	1	99,890,010	99,890,011	陰性的中率	$\dfrac{99,890,010}{99,890,011} = 100.00\%$
合計	10,000	99,990,000	100,000,000		

A　よくできました！　とくに感度と陽性的中率、特異度と陰性的中率は間違いやすいので、注意しましょう。

S　わかりました！

10.2　検査の問題？ 選び方の問題？

A　上の例では、「感度や特異度が高くても、陽性的中率や陰性的中率が高くなるとは限らない」ことを説明しました。

S　陽性的中率 9.1％ は、どう見ても高いとは言えないですよね。

A　そうですね。ここで少し注意しておきたいのは、感度及び特異度と、陽性的中率・陰性的中率との間にある「違い」です。

S　違い？　違う指標だから、何かが違うのは当然だけど…

A　ここで強調しておきたい大きな違いは、「検査対象集団の選び方に、値が影響されるか否か？」という点ですね。

(S) うーん、もっと具体的な例が欲しいです！

(A) すみません。区分けをしますと、感度及び特異度は、対象の選び方には（基本的には）依存せず、検査の精度に依存します。
一方で陽性的中率や陰性的中率は、対象の選び方に大きく依存します。

> **感度・特異度と対象集団**
> 「ある特定の集団だと、病気の有無にかかわらずみな陽性になってしまう検査」などの特殊事情があれば対象集団に依存して感度や特異度も変化します。

(S) 対象の選び方に依存するってことは、違う集団で検査をやったら、まったく違う値が出るってことでしょうか？

感度・特異度	対象の選び方に依存しない
陽性的中率・陰性的中率	対象の選び方に大きく依存

(A) その通りです。もっと細かく言えば、検査対象集団の有病率に大きく依存します。具体的に見てみましょう！

(S) はい！

(A) 先ほどの例では、病気Aの日本人全体の有病率を0.01％、すなわち1万人に1人として、全員に検査をやることを考えました。

(S) 全員に検査するから、特異度が高くても偽陽性の人がたくさん出てきて、結果的に陽性的中率が低くなった、ってことでしょうか？

(A) かなり、いいところを突いていますよ。理屈を説明する前に、計算をしてみましょう。
例えば、日本人全員ではなくて、何らかの原因でリスクが高い集団、あるいは有病率が大きな集団に絞って検査をすることを考えます。もともとが0.01％でしたから、たとえばその10倍、有病率0.1％の集団を選んで、10,000人に検査を実施したとしましょう。このとき、先ほどと同様に陽性的中率を計算できますか？

(S) やってみます！　えーと、今度は10,000人に1人じゃなくて、1,000人に1人なんですね。かつ、対象者は10,000人。だから、病気ありの人が10人で、病気なしが9,990人ですよね。

(A) そうですね。いくつか小数が出てきてしまいますが、そのまま計算をしてみて下さい。

(S) わかりました。病気ありの人が10人で、99.99％は検査陽性になるから、9.999人が真陽性、0.001人が偽陰性になります。
病気なしの人は9,990人で、そのうち99.9％が検査陰性。すなわ

(A) ち 0.1％が偽陽性になるから、9.99 人が偽陽性、残りの約 9,980 人が真陰性ですね。

(A) ここまでは、大丈夫ですよ。最後に、陽性的中率を出してみましょう。

(S) 真陽性が 9.999 人で、偽陽性が 9.99 人だから、陽性的中率は $\frac{真陽性の人数}{真陽性＋偽陽性の人数}$ で、$\frac{9.999}{9.999 + 9.99} = 50.02\%$。ほぼ半分になりました。さっきは 9.1％だったから、かなり変化しましたね…

＜ハイリスク集団での陽性的中率・陰性的中率＞

有病率　0.001

	病気あり	病気なし	合計		
検査陽性	9.999	9.99	19.989	陽性的中率	$\frac{9.999}{19.989} = 50.02\%$
検査陰性	0.001	9980.01	9980.011	陰性的中率	$\frac{9980.01}{9980.011} = 100.00\%$
合計	10	9990	10,000		

(A) 「対象集団の有病率に依存する」ことを、実感してもらったわけです。1 万人に 1 人から 1,000 人に 1 人に変わると、陽性的中率は 9％から 50％に大きく向上しました。

(S) もっと有病率が大きければ、さらに改善するんでしょうか？

(A) その通りです。有病率を 0.01％から 10％まで動かしたときの、陽性的中率の変化を計算して、表にしてみました。

有病率	0.01％	0.05％	0.10％	0.50％	1％	5％	10％
有病率（何人に 1 人？）	10,000	2,000	1,000	200	100	20	10
陽性的中率	9.90％	33.34％	50.02％	83.40％	90.99％	98.14％	99.11％

(S) 0.5％、200 人に 1 人だと的中率 83％。1％で、的中率 91％。5％もあれば、ほぼ 100％になるんですね。あ、でも逆に陰性的中率が下がっちゃったりしませんか？

(A) すごくいいところに気がつきましたね！
　たしかに病気の人が増えれば、それだけ偽陰性になる人も増えるから、陰性的中率は下がります。ただこの場合は、有病率を 0.1 まで上げても、陰性的中率はほぼ 100％を維持できています。

(S) それなら、安心しました。陽性的中率を上げたかったら、できるだけ高リスクの人に検査を実施すべきってことですね？

(A) その通りです。ただしあまりに範囲を絞りすぎると、低リスクで

(S) も病気のある人が検査を受けられず、結局見過ごしてしまうことになりますから、注意はいりますけれどね。実際に検査をやるとしたら、検査自体の手間、例えば検査の費用なども考える必要がありますから、どこまで範囲を拡げるか、あるいは狭めるかは、なかなか難しい問題でもあります。

(S) なるほど…でも、的中率が有病率に大きく依存するってのは、計算して何となくわかりました。

(A) どんなに精度の高い検査、すなわち感度や特異度が100%に近い検査でも、病気の人がほとんどいない集団に実施したら、陽性的中率は非常に低くなってしまいます。言ってみれば、『検査』に問題があるわけではなくて、『検査のメリットが十分発揮されないような集団を選んだこと』が問題なんですね。

(S) 検査の問題でなくて、選び方の問題だってことかな？

(A) はい。裏を返せば、1つの集団での陽性的中率や陰性的中率の値だけで「検査」自体の性能を判断するのは、少し無理があります。このことも、よく理解しておいてくださいね。

10.3　検査の性能の測り方

(A) ここまで、「感度・特異度」と「陽性的中率・陰性的中率」の性質の違いのお話をしてきました。ここからは、検査自体の性能を、どう判定するかのお話をしていきましょう。

(S) 検査自体の性能？

(A) 「感度・特異度」と「陽性的中率・陰性的中率」、検査自体の性能をよりはっきりと表しているのは、どちらの数値でしょうね？

(S) 陽性的中率や陰性的中率は、集団の有病率で値が大きく変わってしまうから、感度や特異度の方がいいんでしょうか？

(A) その通りです。具体的には、検査の感度および特異度をどう評価するのか、のお話をします。

(S) なるほど…でも感度と特異度って、どちらかを上げようとすれば、もう一方が下がるんですよね？　服テストと羽テストだったっけ？　感度だけ上げればいいのなら、全員陽性にすればいいし、特異度だけ上げればいいのなら、全員陰性にすればいいって…

全員陽性	感度100%・特異度0%
全員陰性	感度0%・特異度100%

Ⓐ　しっかり覚えていてもらって、嬉しいですね。その通り、一方だけあげてもあまり意味はなくて、両方のバランスをとることが大事です。実務上は何かの検査値があったとき、「ここまでは陰性・ここからは陽性」となる境界値（閾値もしくはしきい値）を定めて、その閾値を動かしていくのでした。前回こんな例をやりましたね。

しきい値4のとき

受診者	検査値	病気	感度	特異度	
新井	1.2	なし		○	
池谷	1.8	なし		○	
梅津	2.5	あり	×		検査陰性
江藤	3.2	なし		○	
緒方	3.9	なし		○	
川口	4.5	あり	○		
木村	5.4	なし		×	
栗原	5.9	あり	○		検査陽性
剣持	6.1	なし		×	
古葉	7.2	あり	○		
佐藤	7.8	あり	○		
			$\frac{4}{5}=80\%$	$\frac{4}{6}=67\%$	

しきい値6のとき

受診者	検査値	病気	感度	特異度	
新井	1.2	なし		○	
池谷	1.8	なし		○	
梅津	2.5	あり	×		
江藤	3.2	なし		○	検査陰性
緒方	3.9	なし		○	
川口	4.5	あり	×		
木村	5.4	なし		○	
栗原	5.9	あり	×		
剣持	6.1	なし		×	
古葉	7.2	あり	○		検査陽性
佐藤	7.8	あり	○		
			$\frac{2}{5}=40\%$	$\frac{5}{6}=83\%$	

S　あ、なんとなく思い出してきました。しきい値を4にすると、病気のある5人のうちで、3番の人だけ偽陰性、あとの4人は真陽性だから、$\frac{4}{5}=80\%$。特異度は、病気のない6人のうちで1, 2, 4, 5番の4人は真陰性で、7番と9番の2人は偽陽性になっちゃうから、$\frac{4}{6}=67\%$です。

A　よくできました！　しきい値を6にすると？

S　感度は、真陽性が5人中2人に減っちゃうから、$\frac{2}{5}=40\%$に下がります。特異度は真陰性が6人中5人に増えるから、$\frac{5}{6}=83\%$に上がります。この場合は特異度を上げたから、感度が下がっちゃいました。

A　閾値を上げれば、感度が下がって特異度が上がる。閾値を下げれば、感度が上がって特異度が下がる。ですから、検査の性能を評価するには、1つの閾値だけではなくて、いろいろ動かしてみる必要があります。

S　なるほど…また、計算かな？

A　はい、お願いします…4と6はすでにやりましたが、閾値を1から8まで動かしていったときの感度と特異度、計算できますか？

S　わかりました。まず閾値1のときは、全員陽性になるから、感度は$\frac{5}{5}$で100％。だけど、病気じゃない人もみんな陽性になっちゃうから、特異度は$\frac{0}{6}=0\%$です。閾値2のときは、感度はそのまま100％で、病気でない人は6人中2人だけ陰性になるから、特異度は$\frac{2}{6}=33\%$。…閾値7だと、感度は$\frac{2}{5}=40\%$。特異度は100％。閾値が8なら、全員陰性だから、感度が0％・特異度100％。まとめると、こんな感じです。

閾値	1	2	3	4	5	6	7	8
感度(%)	100	100	80	80	60	40	40	0
特異度(%)	100	33	33	67	67	83	100	100

A　お疲れ様でした！　当然ながら、閾値を上げれば感度は下がり、特異度は上がりますね。

S　このデータから、どうやって検査の性能を判定するんでしょう？感度と特異度をプロットすればいいのかな？

A　ほぼ正解なんですが、少し操作を加えます。具体的には、縦軸はそのまま感度になりますが、横軸は特異度でなくて、「1－特異度」

第10章　感度と特異度、ROC曲線

になります。

(S) 1－特異度？

(A) 1－特異度の値は、別の名前もついていましたけど、思い出せますか？

(S) えーと…特異度が、「病気でない人のうち、陰性になる人の割合」だから、1－特異度は「病気でないのに、陽性になってしまう人の割合」ですよね。だから、偽陽性率でいいのかな？

(A) 正解、偽陽性率ですね。横軸に偽陽性率、縦軸に感度をとって、グラフを書いてみましょう。当然、動く範囲は（0, 0）から（1, 1）に限定されます。

ROC 曲線	
タテ軸	感度
ヨコ軸	偽陽性率＝1－特異度

(S) やってみます！　まず閾値1のとき、特異度0%だから偽陽性率は100%。感度は100%で、(1, 1)になります。右上から始まるから、少し混乱しますね…

(A) 病気があると検査値が大きくなる場合で、閾値を段々増やしていく、すなわち感度を100%から下げていく方向に動かすと、どうしても「右上から左下」に動くグラフになります。注意しましょう。

(S) はい！　閾値2のとき、特異度33%だから偽陽性率67%。感度はまだ100%だから、(0.67, 1)。

閾値3のとき、偽陽性率は67%のままで、感度は80%に下がるから、(0.67, 0.8)…

閾値7のとき、偽陽性率0%で、感度40%だから、(0, 0.4)。

閾値8のとき、偽陽性率0%で、感度も0%だから、(0, 0)になりました！

閾値	1	2	3	4	5	6	7	8
特異度（%）	0	33	33	67	67	83	100	100
偽陰性率（%）	100	67	67	33	33	17	0	0
感度（%）	100	100	80	80	6	40	40	0

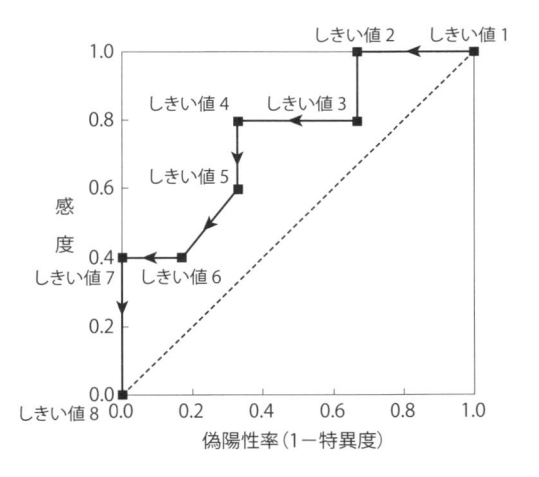

図中ラベル: しきい値1, しきい値2, しきい値3, しきい値4, しきい値5, しきい値6, しきい値7, しきい値8
縦軸: 感度
横軸: 偽陽性率（1－特異度）

(A) よくできました。「全員が陽性」になる点、ここでは閾値1のときは、（偽陰性率, 感度）は（100%, 100%）になりますし、逆に「全員が陰性」になる点、ここでは閾値8のときには、（偽陽性率, 感度）は（0%, 0%）になります。ですからこの曲線は、途中経過ではいろいろな形を取りますが、(1,1) から (0,0) へ、もしくは (0,0) から (1,1) へ、折れ曲がりながら進んでいくことになります。

なおこの曲線には、"Receiver Operating Characteristic curve、受信者応答性曲線" なる名前がついてます。ただ、通常は **ROC曲線** で大丈夫ですよ。

(S) よかったです！

10.4 完全な検査? 無意味な検査?

(S) 書き方は、理解できました。ここからどうやって、性能を判断するんでしょう？

(A) 検査の性能は、図に示すような、ROC曲線で囲まれた下の部分の面積の大きさで判断します。面積のことを "Area Under the Curve、曲線下面積"、**AUC** とも呼びます。今お話しした方法でROC曲線を書いた場合、通常AUCは0.5から1の間を動きます。少し面倒ですが、今回の検査でのAUCを計算できますか？

通常の AUC は 0.5 から 1 の間

今回の例では病気のある人の方が検査値は高めになっています。この時、「ある値以上→陽性」「ある値以下→陰性」となるような検査をすれば必ず 0.5 < AUC < 1.0 となります。
「ある値以上→陰性」「ある値以下→陽性」としてしまうと、AUC は 0.5 を下回ります。

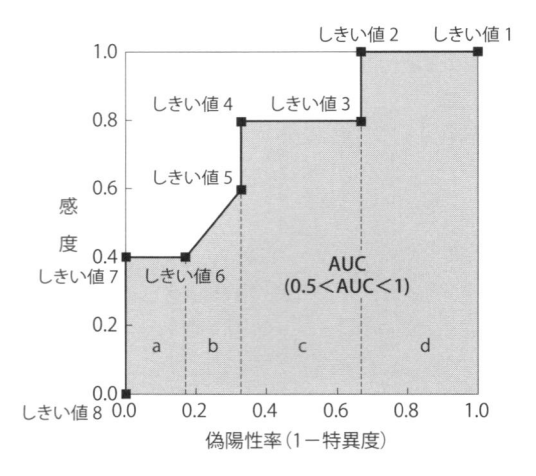

(S) 長方形と台形に刻めばいいんですよね。a, b, c, d に分けると、

$$
\begin{aligned}
AUC &= a + b + c + d \\
&= 0.4 \times 0.17 + (0.4 + 0.6) \times (0.33 - 0.17) \times \frac{1}{2} \\
&\quad + 0.8 \times (0.67 - 0.33) + 1.0 \times (1.0 - 0.67) \\
&= 0.75
\end{aligned}
$$

0.75 になりました。ちょうど、0.5 と 1 の中間です。

(A) 正解！ さて、値の評価ですが、AUC 値が大きい・1 に近いほうが、性能の良い検査と判断できます。

(S) どうして？

(A) 正しく説明するのはなかなか難しいので、極端な例を 2 つとって理解できればよいかなと思います。まったく役に立たない検査だと AUC は 0.5 になりますし、完全な検査だと AUC は 1.0 になります。

Point

完全な検査： AUC = 1.0
無意味な検査： AUC = 0.5
◎ 1.0 に近いほど、よい検査

(S) 普通の検査はその間にあって、性能が良ければ 1 に近づいていくってことですね。でも、無意味な検査が AUC0.5 で、完全な検査が AUC1.0 になるのはなぜでしょう？

(A) 図を書いて、説明しましょう。まずは、完全な検査です。完全な検査というのは、どんな検査でしょうね？

(S) え？ たぶん、数値を測れば、病気かどうか 100％正しく判定で

きる検査でしょうかね。

🅐 検査値がどうなっていたら、病気かどうかを100%正しく判定できますか？

🅢 うーん、よくわかりません…

🅐 ちょっと、説明不足だったかも知れませんね。100%正しく判定できるということは、閾値をうまくとったときに、「病気の人は全員、閾値＜検査値」「病気でない人は全員、閾値＞検査値」とできるってことですよね。言い換えれば、病気の人と病気でない人とで、検査値が同じ値になることはない、と考えてもよいですよ。

🅢 そうか！ 同じ値になったら、どうしても偽陽性か偽陰性が出てしまいますね。

🅐 わかってきましたか？ 前回の本で、αエラーとαエラーの説明の際に使った図をもう一度持ってきました。病気の人と病気でない人が同じ検査値になる、すなわち分布が重なっていたら、閾値をどう動かしても偽陽性（αエラー）の人か、偽陰性（βエラー）の人が出てきてしまいます。

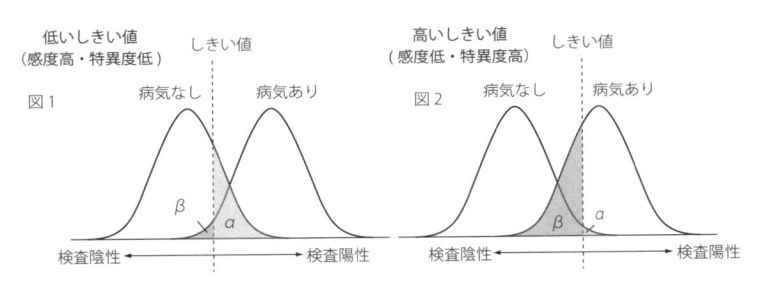

🅢 ということは、分布がまったく重ならないような検査が、完全な検査ってことですね？

🅐 その通りです。検査値の分布がこんなふうに分離してくれれば、偽陽性も偽陰性も同時にゼロにできます。

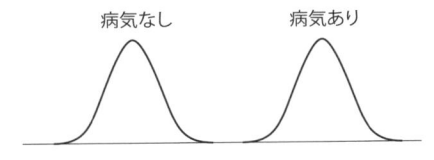

🅢 わかりました！ でも、どうしてこのとき、ROC曲線のAUCが1.0になるんでしょう？

🅐 これは考えるよりも、実際に書いてみた方が理解しやすいです。ここから、完全な検査と無意味な検査、両方のROC曲線を描いてみましょう。

10.5 ROC曲線を描いてみよう

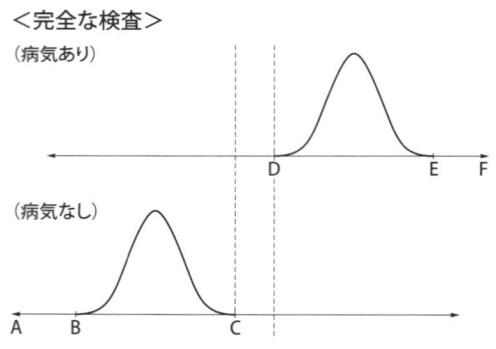

<完全な検査>
（病気あり）

（病気なし）

A 説明しやすくするために、病気の人の分布と病気でない人の分布を縦にずらして書いてみました。閾値をある値に設定して、その値以上であれば陽性と判断したとき、偽陽性率と感度を図形的に説明できますか？

S 偽陽性率は「病気でないのに陽性」ですよね。だから、病気でない人の分布のうち、閾値より右側の部分の割合になります。

　感度は、「病気で陽性」だから、病気の人の分布のうち、やはり閾値より右側の部分の割合になりますね。

A どちらにしても、閾値より右側の部分の割合を評価すればいいこと、わかってきましたか？　では、この検査で閾値をF→E→D→C→B→Aと動かしていったときの、偽陽性率と感度の変化を見てみましょう。念のため、「病気ありの人の検査値の最大値がE、最小値がD。病気なしの人の検査値の最大値がC、最小値がBで、D＞Cとなって重なりがない」と仮定しています。

　同時に考えると混乱してしまうので、X軸の偽陽性率と、Y軸の感度の動きを、別々に評価した方がわかりやすいですよ。

S やってみます！

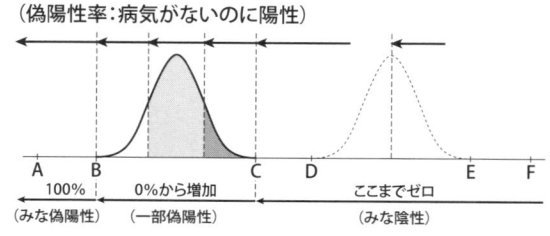

（偽陽性率：病気がないのに陽性）

A B　　　　C　D　　　E　F
100% ｜0%から増加｜ここまでゼロ
（みな偽陽性）（一部偽陽性）　（みな陰性）

　まず偽陽性率ですが、点Fから点Cまでの間は、病気でない人は誰も引っかからないから、ゼロのままです。点Cから点Bまで動く間に、閾値より右側にいて引っかかる人が増えていって、点Bでみな偽陽性、100%になりますね。いったん100%になったら、

点Aまでずっと100％かな？

A よくできました！　偽陽性率はX軸ですから、X軸については「点Cまでゼロ。点C→点Bにかけてゼロから1まで増加。その後はずっと1」と変化することがわかりました。では、Y軸の感度はどうでしょう？

S 同じように動かせばいいんですよね。

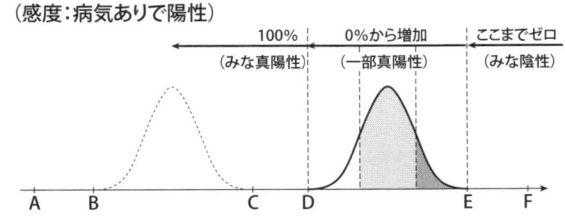

（感度：病気ありで陽性）

←100%→	0%から増加	ここまでゼロ
（みな真陽性）	（一部真陽性）	（みな陰性）

A　B　　　　C　D　　　　E　F

点Fから点Eまでは、病気の人でも誰も引っかからないから、ゼロ。点Eから点Dまでの間で、増えていって、点Dまできたら100％陽性。その後も、ずっと点Aまで100％ですね？

A 馴れてきましたね？　Y軸については、「点Eまでゼロ。点Eから点Dにかけてゼロから1まで増加。その後はずっと1」になります。2つをまとめると、どうなりますか？

S 増減表みたいなのを描けば、いいのかな…

点Fから点Eまでは、(0, 0)。点Eから点Dにかけて、X軸はゼロのままでY軸の上を動いていって、点Dで(0, 1)。点Dから点Cは、どちらも動かないから、(0, 1)のまま。

A いい調子ですよ！　残りは？

S 点Cから点Bで、Xが0から1まで動いていって、点Bで(1, 1)に着きますね。その後は、(1, 1)のままです。確かに、AUCが1になりました！

	F	E	D	C	B	A
X軸（感度）	0%	→ 0% →(+)→	100%	→ 100%	→ 100%	→ 100%
Y軸（偽陽性率）	0%	→ 0% →	0%	→ 0%→(+)→	100%	→ 100%
(X, Y)	(0, 0)	(0, 0)	(0, 1)	(0, 1)	(1, 1)	(1, 1)

↑Xのみ増加　　↑Yのみ増加

A よくできました！　では次に、「無意味な検査」の場合も考えてみましょう。完全な検査は、分布がまったく重ならない検査でした。

S だとしたら無意味な検査は、分布が完全に重なってしまう検査でしょうか？

A 先を越されてしまいましたね！　分布が完全に重なりますと、病

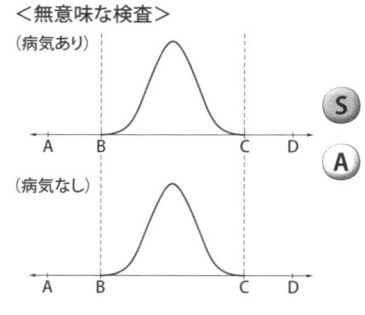

気の人とそうでない人をまったく分離できませんから、検査をやっても意味がない、ということになります。

(S) このときも、閾値を動かすんでしょうかね？

(A) そうですね。図のように点D→点C→点B→点Aと動かしたときの、偽陽性率と感度の動きを追跡しましょう。点Cが検査値の最大値、点Bが最小値です。今回は分布が完全に重なるので、病気ありの人も病気なしのひとも、点Cが最大値、点Bが最小値になります。無意味な検査のときは、偽陽性率と感度を同時に評価した方がわかりやすいですよ。

(S) わかりました！　まず点Dから点Cまでは、どちらもゼロ。点Cから点Bにかけて、偽陽性率と感度が0から1に増えていきますね。

(A) 偽陽性率と感度、増え方を比べるとどうでしょう？

(S) どちらも「閾値より右側の割合」ですよね…あ、分布が同じ形になるんだったら、割合も同じ値だから、偽陽性率＝感度になるのかな？

(A) 気付いてくれましたか？　その通り、分布が重なる以上は、つねに偽陽性率＝感度が成立します。ですから、0から1に増えていくときも、Y＝Xの直線、すなわち対角線上を移動していきます。

(S) なるほど！　点Cで（0, 0）、その後対角線上を動いて、点Bで（1, 1）。あとは（1, 1）のままだから、AUCは0.5になるんですね。

(A) これで、「完全な検査＝1.0、無意味な検査＝0.5」となることがわかってもらえたかなと思います。頭で考えていてもなかなかうまく行かないので、実際に描いて閾値を動かしてみるのが大事ですよ。

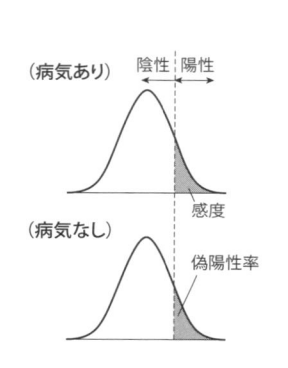

10.6　おわりに

(A) 今回の章では、前半で「感度・特異度」と「陽性的中率・陰性的中率」の話。後半で検査の性能の評価法をお話ししました。

(S) 前半は、陽性・陰性的中率は対象集団の有病率に依存するから要注意。後半は、偽陽性率と感度をプロットすると、検査の性能を数値化できるって話でしたね。

(A) どちらも大事なことですが、とくに前半話したことが大事です。感度と陽性的中率、特異度と陰性的中率、定義の違いと性質の違いを、しっかり理解できるといいですね。

(S) はい、ちゃんと復習します！

第10章 例題の解答

【検査の精度】

1 病気Aの日本での患者数は、およそ1万人に1人である。この病気Aに関し、新しい検査法が開発された。この検査を行うと、病気Aにかかっている人の99.99%は陽性になる。一方、病気Aにかかっていない人は、99.9%の確率で陰性になる。

1. この検査法の感度と特異度・陽性的中率と陰性的中率を計算せよ。
2. ある人が検査を受けて、陽性と判定された。この人が本当に病気Aにかかっている確率は何%か?
3. 病気Aの有病率が通常より高い集団があり、集団内での有病率は50人に1人であることが知られている。この集団10,000人に対して、検査を行ったところ、ある人が陽性と判断された。
この人が本当に病気Aにかかっている確率は何%か?

2 感度と特異度の計算・ROC曲線の描画 ある病気について、検査値と病気の有無を11人について調べた結果が以下のようになった。

受診者	検査値	病気
新井	1.2	なし
池谷	1.8	なし
梅津	2.5	あり
江藤	3.2	なし
緒方	3.9	なし
川口	4.5	あり
木村	5.4	なし
栗原	5.9	あり
剣持	6.1	なし
古葉	7.2	あり
佐藤	7.8	あり

1. 検査の閾値を1から8まで1ずつ変動させたときの、感度と特異度を計算せよ。
2. 1.の結果を利用して、ROC曲線を描画し、AUCを計算せよ。

1

1. 分割表を書いて整理する。

【感度・特異度】分割表を病気あり・なしで切って、タテ方向に見る。

感度:「病気の人のうち、検査が陽性となる割合」

特異度:「病気でない人のうち、検査が陰性となる割合」

感度: $\dfrac{9,999}{10,000} = 99.99\%$

特異度: $\dfrac{99,890,010}{99,999,000} = 99.9\%$

(もしくは問題文の「病気にかかっていない人は99.9%の確率で陽性」から判定してもよい)

【陽性的中率・陰性的中率】分割表を検査陽性・検査陰性で切って、ヨコ方向に見る。

陽性的中率:「検査陽性の人のうち、本当に病気の人(真陽性)の割合」

陰性的中率：「検査陰性の人のうち、本当に病気でない人（真陰性）の割合」

陽性的中率：$\dfrac{\text{「病気ありで陽性」}}{\text{「病気ありで陽性」}+\text{「病気なしで陽性」}}$

$=\dfrac{9,999}{9,999+99,990}=\dfrac{9,999}{109,989}=9.1\%$

陰性的中率：$\dfrac{\text{「病気なしで陰性」}}{\text{「病気ありで陰性」}+\text{「病気なしで陰性」}}$

$=\dfrac{99,890,010}{1+99,890,010}=$ ほぼ100%

2.「陽性と判断された人が、本当に病気Aである確率」は、陽性的中率に等しいから、9.1%。

3. この場合の分割表は、以下のようになる。

有病率　0.02

	病気あり	病気なし	合計
検査陽性	199.98	9.8	209.78
検査陰性	0.02	9790.2	9790.22
合計	200	9800	10000

陽性的中率　$\dfrac{199.98}{209.78}=95.33\%$

陰性的中率　$\dfrac{9790.2}{9790.22}=100.00\%$

改めて陽性的中率を計算すると、

$\dfrac{\text{「病気ありで陽性」}}{\text{「病気ありで陽性」}+\text{「病気なしで陽性」}}$

$=\dfrac{199.98}{199.98+9.8}=\dfrac{199.98}{209.78}\fallingdotseq 95.3\%$

2

1.

閾値	1	2	3	4	5	6	7	8
感度（％）	100	100	80	80	60	40	40	0
特異度（％）	100	33	33	67	67	83	100	100

2.

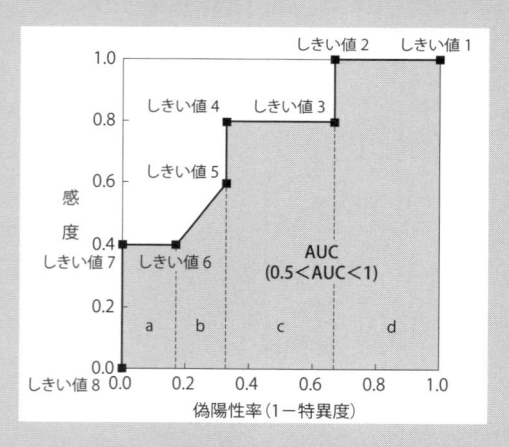

AUC＝a＋b＋c＋d
　　＝0.4×0.17＋(0.4＋0.6)×(0.33−0.17)×1/2＋0.8×(0.67−0.33)＋1.0×(1.0−0.67)
　　＝0.75

第11章 論文の読み方

論文読み方、わかりません!!

この章のねらい

この11章では、統計手法ではなく、今までの知識を使って論文を読むやり方を学習します。

論文本体を読み込むことが大事なのは言うまでもありませんが、一つのテーマにいくつもの論文がある中で、全てを読み込むのは時間的にも体力的にもなかなか難しいものがあります。

その際に便利なのが、論文の抄録です。多くの医学雑誌で、「背景（background）」「目的（objective）」「方法（methods）」「結果（result）」「結論（conclusion）」などに項目を分けた「構造化抄録」が付けられるようになったことと、pubmedなどのウェブサイトから簡単に抄録を読めるようになったことで、短い時間で論文の要点を見極めることも可能になりました。

この章では、PECO、すなわち「誰に対して（patient）」「何をすると（exposure）」「何と比較して（comparator）」「どうなった（outcome）」の定式化を用いて論文の内容を見極めつつ、論文中に使われている統計手法を復習します。

いつ使うの？

論文の抄録や表から、その研究の要点を素早く理解したい際に、PECOの考え方は大いに役立ちます。

11.1　はじめに

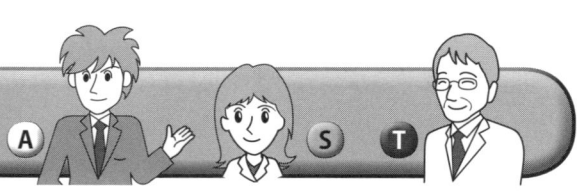

- **A**　たかせ先生、こんにちは！　暖かくなってきましたね…
- **T**　どうもどうも、いつも呼び立ててごめんごめん。
- **A**　いつも診療おつかれさまです。今日は、どうされました？
- **T**　いやあ、これから暑くなるでしょう？　そうすると、おじいちゃんおばあちゃんのところ訪問診療してると、脱水が心配で…
- **A**　水分を補給すれば、いいんですかね？
- **T**　それがあたる先生ね、水分だけじゃダメなんだよね。
- **A**　脱水なのに？　水分じゃダメなんですか？
- **T**　おじいちゃんたちに多いのは、「低張性脱水」って言って、塩分とか電解質が足らなくなっちゃう症状なんだよね。
- **A**　じゃあ、脱水でなくて、脱塩分ですかね？
- **T**　うん、その通り！　だから水だけ飲ませると、さらに具合が悪くなる。電解質を補給するために、スポーツドリンクとか、経口補水液とか、なるべく飲んでもらうようにしてるんだよね。
- **A**　なるほど！　でも、脱水で具合が悪くなるって、どんな症状が出るんでしょう？
- **T**　よく問題になるのは、せん妄なんだよね。
- **A**　せん妄？
- **T**　一過性なんだけど、幻覚とか妄想が出ちゃうのね。場合によっては、見当識障害って言うんだけど、今どこにいるのか、今何月何日なのか…が、分からなくなっちゃう。介助してる人にとっても、かなりの負担になるんだよね。
- **A**　そうですか…どのくらいの頻度で、出るんでしょう？
- **T**　よく聞いてくれました！　入院している高齢者なんかだと、10％から20％くらいの割合で出るって聞いて、ぼくのやってる在宅医療でもそれなりに目にするから、気になっててね。それでちょっと知り合いにあたったら、こんな論文が送られてきたんだ。
- **A**　ちょっと、見せてもらえますか？　"Delirium"？？
- **T**　"Delirium" が、せん妄だよ。リハビリ高齢者のせん妄発症に関

する臨床試験の論文だって言われたんだけど、診察が忙しいし、なかなか読み込めなくて…どんなことが書いてあるか、ポイントを教えてもらえる？

(A) なるほど、わかりました！　ちょっと、読ませてください…

(T) ありがとう！

11.2　ペコしましょう！

(A) できました！

(T) さすが、速いね！　ついでだから、さっと読むためになにをつかめばいいのかも、教えてくれると嬉しいね。

(A) 論文を「ナナメ読み」するためのコツですかね？　まず、鍵になるのは「ペコ」です。

(T) ペコ？

(A) あ、すみません。「**PECO**」です。

(T) 何かの頭文字なのかな？

(A) そうですね。P が Patient、E が Exposure、C が Comparator、O が outcome です。

(T) うーん、Patient は患者だろうけど、Exposure ？

(A) ちょっと一気にしゃべっちゃいました。すみません。Patient が「誰に対して」、Exposure が「何をすると」、Comparator が「何と比較して」、Outcome が「どうなった」、です。それぞれを論文の抄録から読み取ると、最低限のことが見通せます。

P	Patient	「誰に対して」
E	Exposure	「何をすると」
C	Comparator	「何と比較して」
O	Outcome	「どうなった」

Age Ageing. 2006 Jan;35(1):53-60. Epub 2005 Oct 20.

Does home treatment affect delirium? A randomised controlled trial of rehabilitation of elderly and care at home or usual treatment (The REACH-OUT trial).

Caplan GA, Coconis J, Board N, Sayers A, Woods J.

Abstract

BACKGROUND: delirium is a frequent adverse consequence of hospitalisation for older patients, but there has been little research into its prevention. A recent study of Hospital in the Home (admission substitution) noted less delirium in the home-treated group.

SETTING: a tertiary referral teaching hospital in Sydney, Australia.

METHODS: we randomised 104 consecutive patients referred for geriatric rehabilitation to be treated in one of two ways, either in Hospital in the Home (early discharge) or in hospital, in a rehabilitation ward. We compared the occurrence of delirium measured by the confusion assessment method. Secondary outcome measures were length of stay, hospital bed days, cost of acute care and rehabilitation, functional independence measure (FIM), Mini-Mental State Examination (MMSE) and geriatric depression score (GDS) assessed on discharge and at 1- and 6-month follow-up and patient satisfaction.

RESULTS: the home group had lower odds of developing delirium during rehabilitation [odds ratio (OR) = 0.17; 95% confidence interval 0.03-0.65], shorter duration of rehabilitation (15.97 versus 23.09 days; $P = 0.0164$) and used less hospital bed days (20.31 versus 40.09, $P \leq 0.0001$). The cost was lower for the acute plus rehabilitation phases (7,680 pounds versus 10,598 pounds; $P = 0.0109$) and the rehabilitation phase alone (2,523 pounds versus 6,100 pounds; $P \leq 0.0001$). There was no difference in FIM, MMSE or GDS scores. the home group was more satisfied ($P = 0.0057$).

CONCLUSIONS: home rehabilitation for frail elderly after acute hospitalisation is a viable option for selected patients and is associated with a lower risk of delirium, greater patient satisfaction, lower cost and more efficient hospital bed use.

© The Author 2005. Published by Oxford University Press on behalf of the British Geriatrics Society.
All rights reserved.

🅣　そういうことなんだね。まず、Patient からやってみようかな…この論文だと、"patients referred for geriatric rehabilitation" ってところかな？

🅐　そうですね。リハビリが必要な高齢者が「誰に対して」になります。本文を読み込んでいきますと、Methods の "participants" のところに、「2000-2002 の間に 6 日間以上入院した後、リハビリ治療を紹介受診した患者」とより詳しく書いてありますが、大ざっぱで良ければ、抄録からでもつかめますね。

🅣　なるほどね。まずは患者…と。次は、Exposure、何をすると、かな？　Exposure って、日本語にするとどうなるんだろう？

🅐　日本語は「曝露（ばくろ）」です。

🅣　暴露？？？　秘密を暴露する、とか？

🅐　よく間違えられるんですけど、「暴露」でなくて「曝露」ですよ。「ウイルスに曝露される」とか、「放射線に曝露される」のような「危険因子にさらされる」ときに使うことが多いんですが、ここでは単純に、「治療を受ける」くらいの意味にとれば大丈夫です。

🅣　うーん、よくわからないな…もうすこし簡単に！

🅐　あ、すみません…次の "Comparator" とセットにした方がわかりやすいです。"Exposure" が介入、"Comparator" が対照ですね。すなわち、「何と何を試験で比較しているか？」を拾い上げます。

🅣　なんだ、それだけのことか！　うーん、"either in Hospital in the Home（early discharge）or in hospital, in a rehabilitation ward" ってところかな？　"Hospital in the Home…" 家の中の病院って？

🅐　ややこしい表現ですけど、家でリハビリをするか、リハビリ病棟 "rehabilitation ward" でするかってことですね。

🅣　「在宅でリハビリ」が介入すなわち exposure、「病棟でリハビリ」が対照すなわち comparator かな？

🅐　その通りです。そしてアウトカムですが、「どんな結果が得られたか？」を見つけましょう。

🅣　"Results" を見ればいいんだね。今回はせん妄、delirium が知りたいから…あ、"home group had lower odds of develop…" ってあるから、「在宅リハビリグループの方が、せん妄発生のオッズが低かった」で OK かな？

🅐　他にも入院期間とか、医療費とか、さまざまな「アウトカム」

■曝露 "exposure"
　治療を受ける

がありますが、抄録の"Methods"を見ますと、「せん妄の発生を"occurrence of delirium"で比較した。二次的なアウトカムは…」と記されています。"We compared the occurrence of delirium measured by the confusion assessment method. Secondary outcome measures were..."のところですね。

🅣 だから、せん妄の発生が一番大事なアウトカムってわかるんだね。

🅐 そうですね。では、P, E, C, O の順番でまとめると、どうなるでしょう？

🅣 えーと、

> P：リハビリが必要な高齢者に対して
> E：在宅リハビリを実施すると
> C：病棟リハビリと比較して
> O：せん妄の発生オッズが低くなった

だね！ ずいぶん、簡単になったな。

🅐 はい！ 本来は PECO 形式は、EBM（Ebidence-based medicine、科学的根拠に基づく医療）の「疑問点の定式化（何が問題になっているか？）」で使う発想なのですが、論文のナナメ読みにもとても便利です。時間のない先生には、とくに役に立つんじゃないかと…

🅣 PECO 形式なら短くまとまるし、頭の片隅に置いておけるね。確かに、便利かも知れないな。

🅐 良かったです！

🅣 それはいいんだけど、オッズが下がるとか、どうもよくわからないような…

🅐 今までの総復習になりますが、少し統計の話を混ぜて、抄録を読み込んでいきましょうか？

🅣 ぜひ、お願い！

11.3 研究デザインも忘れずに

(A) 数字の評価に入る前に、まずは研究のデザインを把握するのが大事です。

(T) 研究デザインってのは、コホート研究とかランダム比較試験とか、その手のやつかな？

(A) そうですね。どんなデザインで実施されたかがわかれば、研究の信頼性、エビデンス・レベルも見えてきます。

(T) 今回は、タイトルに"Randomized Controlled Trial"ってあるから、RCT だよね？

(A) はい。最近の研究論文では、タイトル中に RCT とか"Cohort study"とか"Systematic Review（Meta − analysis）"など、研究デザインを明示してくれていることが多いので、読み手にとっては楽になりました。

研究デザイン	タイトル中にあることが多い

(T) タイトルに書いてあれば、ネットで検索して文献が大量に出てきたときも、すぐに拾い出せて便利だね。

(A) そうですね。念のために RCT・ランダム化比較試験のポイントをもう一度お話ししておきますと、「試験参加者が在宅リハビリ群（介入群）・病棟リハビリ群（対照群）のどちらに行くか、研究者側がランダムに割り付ける研究」ですね。

(T) ランダムに割り付けることで、リハビリを受ける場所以外に結果に影響する因子、年齢とか認知機能とかを、2つのグループに均等にできるんだよね？

(A) その通りです！ RCT のメリットは、**既にわかっている因子だけではなくて、未知の因子についても各グループで条件を揃えられる**ことにあります。

(T) なるほど！ じゃ、次は、数字の話を…

(A) わかりました！ では、結果を見てみましょうか。ここからの計算と説明は、さじょーさんにやって頂きましょう。

(S) やっと出番が来た！ がんばります。

11.4 Results を読もう

1 オッズ比は？

T よろしく！ まず、"The home group had lower odds of developing delirium"(d) ってあるね。在宅ケアの方が、せん妄の発生オッズが低いってことだよね？ オッズってのは…

S オッズだから、「せん妄が発生した人」と「せん妄が発生しなかった人」の比を出します。

A 本文中から、値を抜き出せますか？ せん妄の発生は、"CAM"というスコアで判断していますよ。

S えーと…あ、見つかった！
"during the rehabilitation phase, there was a significantly lower incidence of delirium in the home rehabilitation group, as measured by positive CAM scores."(f) ってありました。リハビリ期間中のせん妄の発生は、在宅ケア群が有意に低かったってことですね。
値が "3/530（0.6％）vs. 12/376（3.2％）、absolute risk reduction ＝ 2.6％" ってあります（(g)参照）。

A オッズ比を計算し直すと、どうなりますか？

S 在宅ケアのオッズが、$\frac{3}{530-3} = \frac{3}{527}$。病棟ケアのオッズが、$\frac{12}{376-12} = \frac{12}{364}$。この比をとると、$\frac{3}{527} \div \frac{12}{364} = 0.172$ です。

A よくできました！ これが、抄録に出てくる「オッズ比 0.17」ですね。

T なるほどね…さっきの、absolute risk reduction ＝ 2.6％ってのは？

S これは**絶対リスク減少（ARR）**ですよね。各群のリスクの差だから、$\frac{12}{376} - \frac{3}{530}$ で出せます。0.0262 かな？ **「在宅リハビリを行うと、病棟リハビリと比較して、せん妄発症のリスクが 2.6％下がる」**ってことです。

A じゃあ、NNT はどうなりますか？

S NNT は ARR の逆数だから、$\frac{1}{0.0262} = 38.1$。だから、**38 人に在宅リハビリをすると、せん妄を発症する患者さんを病棟リハビリ**

Results

Between April 2000 and October 2002, we assessed 812 patients who were referred for geriatric rehabilitation, of which 568 did not meet the inclusion criteria and 140 subjects declined to participate (Figure 1). We randomised 104 subjects.

Baseline characteristics demonstrated no significant differences between the two groups (Table 1). At the start of the rehabilitation phase, the FIM score was higher in the intervention group (intervention versus control; 100.31 versus 78.94; $P<0.0001$), indicating that intervention patients needed to be more independent before they could go home than the control patients had to be before transfer to the rehabilitation ward. This was at the expense of nearly an extra 2 days in the acute ward (18.73 versus 17.03; $P = 0.4530$).

The CAM was assessed on every patient every second day from enrolment to discharge from rehabilitation. From enrolment until commencement of rehabilitation, there was no difference in the rate of delirium between the two groups measured by positive CAM scores over all CAM scores in the acute phase (1.4 versus 2.5%; $P = 0.6156$). However, during the rehabilitation phase, there was a significantly lower incidence of delirium in the home rehabilitation group, as measured by positive CAM scores divided by all CAM scores during the rehabilitation phase [3/530 (0.6%) versus 12/376 (3.2%); absolute risk reduction = 2.6%; $P = 0.0029$], so that the odds ratio for developing delirium during rehabilitation was 0.17 (95% confidence interval 0.04–0.65) for the home group compared to the hospital rehabilitation group. There was a trend towards reduction in probable delirium [15/530 (2.9%)

〜〜〜〜〜〜〜〜〜〜〜〜〜〜〜〜〜〜〜〜〜〜〜〜

The overall length of the episode of care from hospital admission to end of rehabilitation was not significantly different between the two groups (34.91 versus 40.12 days; $P = 0.1889$), although 5 days appears clinically significant. However, the duration of the rehabilitation phase (time from transfer to rehabilitation at home—i.e. discharge from hospital—to end of rehabilitation at home for the home group and time from transfer to the rehabilitation ward to discharge from hospital for the control group) was significantly shorter for the home rehabilitation group (15.97 versus 23.09 days; $P = 0.0164$). Moreover, the home rehabilitation group used 18 less hospital bed days per episode of care (20.31 versus 40.09 days; $P \leq 0.0001$).

Fifteen of the home rehabilitation group were transferred to the rehabilitation ward for a mean of 13.53 days for the 15 patients, which equated to a mean of 2.63 days over the whole home rehabilitation group, until they met the criteria for home rehabilitation, namely being able to independently transfer and mobilise to the toilet. These days were counted in their acute LOS (Table 2).

The overall cost in Australian dollars (£ at conversion rate 42.32 pence/A$) was significantly lower for:

(i) the acute plus rehabilitation phases [A$18,147 versus A$25,042 (£7,680 versus £10,598); $P = 0.0109$]; and
(ii) the rehabilitation phase alone [A$5,961 versus A$14,413 (£2,523 versus £6,100); $P \leq 0.0001$].
(iii) There were no differences in functional outcomes as measured by the FIM or in the MMSE or GDS.

(A$:Australian dollars, £:pounds)

と比べて1人減らせるってことですね。

T なるほど、そうやって考えるのか！ ぼくが診てる患者さんが300人くらいで、$\frac{300}{38} = 7.2$ だから、もし全員が同じ状況になったら、せん妄の発症を7人くらい減らせるんだね。

A そうですね。もちろん患者さんの特性の違いなどがあるし、臨床試験とたかせ先生の実際の診療とでは状況が違いますから、ぴったり同じ、とはいきませんが。

T でも、ただ「せん妄が減る」って聞くのに比べて、はっきりイメージできるから、嬉しいね。

2 副次的なアウトカムは？

A 少し数字を理解しておくだけでも、ずいぶん違うと思います。さて、抄録の"Result"の残りは、副次的なアウトカムの結果ですね。

S "duration of rehabilitation" は、リハビリの期間。"hospital bed days" は、病床日数。せん妄の発症は「あるなし」だったけど、今度は連続値をとるアウトカムだから、平均値の比較をしてるんですね。リハビリ期間が15.97日 vs 23.09日で、$P = 0.0164$。病床日数が20.31日 vs 40.09日で、$P \leq 0.0001$。どちらもp値が0.05より小さいから、在宅リハビリで有意に短くなる、といえます。

T 病床日数の方がp値が小さいから、差が大きいって言えるのかな？

S p値は本当は両群に差がないのに、「リハビリ期間が偶然7日短くなる」「病床日数が偶然20日短くなる」確率を示すものだから、差の大小は示せないんじゃなかったっけ…これでいいですか？

A ほとんど、正解です！ うるさく言うと両側検定なので、「7日変化する」「20日変化する」でしょうね。でも、大筋はさじょーさんの言う通りですよ。

S わーい！

T そうか、p値同士の比較はしちゃいけないってことか。わかってきたかな？

A とくに論文でたくさんp値が並んでいますと、無意識に大小を比べてしまいますので、注意が必要ですね。さて、コストは同じように有意差がありました。

T 論文通りなら、在宅でリハビリをやると病棟に比べてせん妄は減るし、医療費も安くなるんだね。

A そうですね。残りのアウトカムは、どうでしょう？

S えーと FIM と、MMSE と、GDS スコアは差がなかったとあります（j）。どんなスコアなのかな？

T FIM は介護の負担度の評価だね。MMSE は、ぼくもいつもおじいちゃんおばあちゃんに取ってるけど、認知機能の評価スコア。GDS は、高齢者のうつ状態を測るスケールだよ。

S なるほど！ これらについては、家でやっても病院でやっても、差が出なかったってことですね。

A そうですね。最後に患者の満足度は、在宅ケアの方が高かった、と出ています。今までお話ししてきた例ですと、身長や血圧や体重など、1つのアウトカムだけ評価してきました。でも実際の論文ですと、たくさんのアウトカムが一度に出てくることがほとんどです。今回の「せん妄」のように、その論文で主要のアウトカムとされているものが何なのかを見つけることが、大事なんですね。

T いろいろ論文もらったり調べたりしても、結局情報が多すぎてわからなくなっちゃって…PECO で、少し整理できそうだね。

S 「リハビリが必要な高齢者に対して、在宅リハビリを実施すると、病棟リハビリと比較して、せん妄の発生オッズが低くなった」。せん妄の発症リスクを、3.1％から 0.5％に、2.6％下げられるってことですね！

A よくできました！

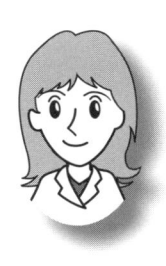

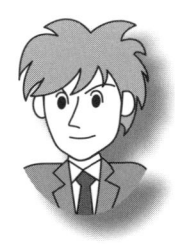

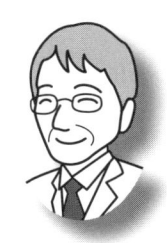

第11章 論文の読み方

第12章 続・統計の限界と誤用

やっぱり間違いは、少ない方がいい

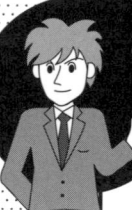

この章のねらい

　最後のこの12章では、前回と同様、「統計の誤用」「統計では扱いきれないこと」を学習します。

　統計手法が高度になればなるほど、出てきた数値の解釈は難しくなります。その分、数値だけが一人歩きしてしまう可能性もまた大きくなっていきます。

　現象の「珍しさ」を数値化できる統計はとても強力なツールですが、反面使い方を誤ると、まるで違った結論が出てしまう事もあります。また、臨床的な重要性やアウトカムの選択などの問題は、統計手法の選択だけでは絶対に解決できません。

　この章では、今回学習した「多重比較」「重回帰」「アウトカム選択」にスポットをあてて、それぞれでありがちな誤用と、統計では解決しきれない問題点を紹介します。

　統計の結果を正しく解釈するためには、統計の限界を理解し、誤用を避けることが、とても重要です。

いつ使うの？

　どんな手法を使っても、統計解析で得られた数値だけでは何も示すことはできず、結果の解釈が加わって初めて意味のある議論ができます。この章で学習する「誤用」「限界」は、結果の解釈の際にとても役立ちます。

> **例題　誤用を見極める**
>
> 以下の文章について、問題点を指摘せよ。
>
> 1. 高血圧の薬の心筋梗塞予防効果を評価するランダム化比較試験を行った。全体では有意差が出なかったので、年齢・性別・循環器疾患の既往歴の有無・試験参加時の高血圧のレベルで分割してサブグループ解析を行った。その結果再考希有圧が 150mmHg 以上で、50代の既往歴のある男性については有意差があったので、効果ありと結論した。
>
> 2. コレステロール血症の薬の効果を評価するランダム化比較試験を実施した。投与後 3 ヶ月の血中コレステロール値は、プラセボに比べて有意に低かった（$p < 0.0001$）。p 値が非常に小さいため、薬の効果は大きく、また臨床的にも重要な意義があると結論した。
>
> 3. 糖尿病の薬の効果を、空腹時血糖とヘモグロビン A1c（HbA1c、グルコースが結合しているヘモグロビン）レベル、さらに体重から予測するロジスティック回帰を行った。ロジスティック回帰係数は、空腹時血糖 < HbA1c レベル < 体重の順に大きく、またすべての回帰係数が有意であった。そのため、この薬が効くか否かには、体重の影響がもっとも強いと結論した。

12.0　はじめに

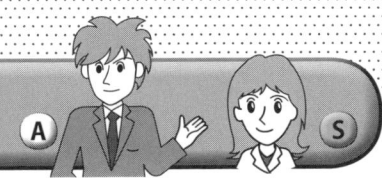

(S)　おはようございます！

(A)　さじょーさん、おはようございます。

(S)　いろいろお勉強してきましたけど、今日が最後の回ですね？

(A)　今まで、お疲れ様でした…前の本よりも、相当ハードな回もあったと思いますが、よくついてきてくれましたね！

(S)　なんとかたどりつけた、って感じです。今回は、新しい手法の話じゃないですよね？

(A)　はい。これまでのお話を振り返りながら、前回の最後の章と同じく、さまざまな「落とし穴」のお話をしていきましょう。

S　落とし穴？

A　間違った使い方とか、やってはいけない手法を、いくつか説明していこうと思います。

S　はーい！

12.1　後出しじゃんけんはダメ！

A　前回の本では、「連続データの比較ならt検定」とか、「あるなしデータの比較ならカイ2乗検定」など、「比較したいデータ」と「統計手法」が一対一に対応していました。

S　データがあれば、それに対応する統計手法は1つに決まるってことですよね。

A　そうでしたね。でも、前回と今回の内容を合わせると、「1つのデータ」に「複数の統計手法」が対応する場合も出てきます。

S　うーん、どんなときでしょうか？

A　例えば連続データの比較ですとt検定も使えますし、ノンパラメトリックな手法としてウィルコクソンの順位和検定も使えます。

S　あ、そうか…でも、ノンパラメトリック法の勉強をしたときは、「分布が歪んでるとき」「外れ値があるとき」「例数が少ないとき」などにウィルコクソンの順位和検定を使った方が良くて、そうでないときは検定が厳しめになっちゃうから、むしろt検定を使うべきって話でしたよね。「どちらも使える」って言っちゃっていいんですか？

A　とっても素晴らしい質問ですね！　いま話してもらったように、双方のメリットとデメリットを考えて、最適な方を選ぶのはもちろん大正解です。

S　わーい、よかった！

A　いつもそんな感じで、適切な手法を考えて選べるといいですね。ただ、だんだん馴れてきて、統計ソフトも使いこなせるようになってくると、かえって困ったことが起こります。

S　？？？

A　当然ながら統計ソフトは賢いですから、複雑な処理もすぐに終

わってしまいます。同じデータに対して複数の統計手法を試してみても、よほど大きなデータでなければ、1分とかからずに結果を出してくれます。

(S) たとえばt検定とウィルコクソンの順位和検定を2つやっても、すぐに結果がわかるってことですね。

(A) はい。もちろん解析の練習をする際に、いろいろな手法を試してみるのはとてもいいことだと思います。ただ、実際のデータを扱うときに、「いろいろな手法を試せる」ことは、ともすれば「後出しじゃんけん」につながりかねません。

(S) 後出しじゃんけん？

(A) 例えば観測されたデータが、t検定では有意になって、ウィルコクソンの順位和検定では有意にならなかった。このときにウィルコクソンは「なかったこと」にして、t検定の結果だけを記して「統計的に有意な差があった（$p<0.05$）」と書く…みたいな操作を、「後出しじゃんけん」と名付けてみました。

(S) 統計の、いいとこどりってことですね。

(A) そうですね。まさに「いいとこどり」です。もちろんしっかりとした研究であれば、最初に書く計画書（プロトコール）に、どんな統計手法を使って、有意水準はいくつに設定して…などを細かく記載しますから、こんな後出しはできません。ですが小さなテーマの研究などでは、ごまかそうと思えばいくらでもできてしまうので、要注意です。

Point　どの統計手法を使うかは、最初に決める

(S) 本人が他の手法を試していたことを隠していたら、後から他の人がチェックしても、わからないですよね。

(A) そうですね。どちらかというと統計の問題というよりは、もっと根深いところの、研究倫理の問題かもしれませんね。

(S) いずれにせよ、どの統計手法を使うかは、最初に決める。「有意差が出なかったからやっぱりこっちの方法」とか、「いろいろな統計手法を試してみて、有意差が出たものだけ書く」とかはルール違反ってことですね。

(A) その通りです！　次も、似たようなお話です。

12.2　試行錯誤はいいことだけど…

A　3章と4章で、「多重比較」と「多重比較法」のお話をしました。

S　検定を繰り返すことで、差がないのに有意差ありとしてしまうαエラーを起こす可能性が高くなってしまう状態が「多重比較」、多重比較の状態を回避するための手法が「多重比較法」でしたね。一元配置分散分析（ANOVA）をやって、あとダネットとかテューキーとかだったかな？

A　しっかり身につけられましたね！　嬉しいです。かなり詳しく多重比較法のお話をしてきましたけれど、3章の終わりでも少しお話ししたように、「正しく多重比較法」を使うことよりもっと大事なのは、「多重比較法を使わなくてもすむような研究にすること」なんです。

S　どういうことでしょう？

A　もちろん、3つ以上の薬を比較するときとか、3つ以上の投与量を比較するときなどは、どうしても多重比較法に頼ることになります。ただ、**手当たり次第に様々なアウトカムで検定をしてみるとか、同じようなデータで何度も検定を繰り返すとかは、あまりおすすめできません。**

S　様々なアウトカムでってのは、どういうことでしょうか？

A　例えば、血圧を測って、体重を測って、心拍数を測って、コレステロール値を測って…のような繰り返しですね。まだ仮説ができていない段階での、探索的な研究ならば仕方ない部分もありますが、似たようなアウトカムで検定を繰り返して、「このアウトカムとこのアウトカムとで有意差がありました！」のようなやり方は、あまり適切とは言えないですね。本来は仮説が先にあって、それを補強するのが統計であるべきなんですが、このような繰り返しは、むしろ「統計で有意差を出すこと」自体が目的になってしまいます。

■「最も大事なアウトカム」と「そうでないアウトカム」を切り分ける

S　なるほど…どれが大事なアウトカムなのかを、ちゃんと絞り込むべきってことですね？

A　そうですね。複数のアウトカムを評価すること自体は悪いことではありませんが、**「最も大事なアウトカム」と「そうでないアウトカム」を分けて、これも実験を行う前に明示する**のがルールですね。

S　さっきと一緒で、「実験の前に決める」がやはり原則になるんで

すね。

(A) はい。「最も大事なアウトカム」を、主要アウトカムもしくは一次アウトカム（プライマリ・アウトカム）。そうでないアウトカムを、副次的アウトカムもしくは二次アウトカム（セカンダリ・アウトカム）と呼びます。主要アウトカムの数は、できる限り少なくとるのが基本ですね。

■最も大事なアウトカム
主要アウトカム／
一次アウトカム／
プライマリ・アウトカム

■それ以外のアウトカム
副次的アウトカム／
二次アウトカム／
セカンダリ・アウトカム

Point **主要アウトカムの数は少なくする！**

(S) わかりました！

(A) よく似た話になるんですが、「サブグループ解析」も、同じような問題が起こりえます。

(S) サブグループ解析？

(A) 例えば、「高齢者だけの集団で比較したら？」「女性だけの集団で比較したら？」など、**一部の被験者だけを取り出して解析するのがサブグループ解析**です。

(S) どんなときに使うんでしょうか？

(A) 例えば男女で効果に差があるとか、高齢者は薬が代謝されにくくなって効き過ぎてしまうとか、ある遺伝子を持っている集団は効き目が強くなるとか、集団ごとに介入の効果が違うことが予想されるときに、サブグループ解析を実施します。

(S) いかにも、ありそうな話ですね。どうして問題なんでしょう？

(A) もちろん、正しくサブグループ解析を実施すれば、強力な武器になります。全体の評価では効かないように見えた薬が、実はある集団にはとてもよく効いていた…とかですね。ただ、使い方を間違えると、やはりさまざまな問題が生じてしまいます。

(S) どんなことでしょう？

(A) まずは、「サブグループはあくまでサブグループ」ということから生ずる問題点があります。

(S) サブグループは、サブグループ？

(A) サブグループは集団の「一部分」である以上、標本数は全体よりも少なくなります。

(S) それは、当然ですよね。

第12章 続・統計の限界と誤用

Ⓐ　はい。大きめの集団を同じようなサイズの2グループや3グループに分けるのならばそれほど問題にはならないんですが、一部のグループの標本数が小さすぎたり、あるいはグループ数を大きくして細かく分けすぎると、正しい比較ができなくなってしまいます。

Ⓢ　正しい比較ができない？

Ⓐ　たとえばあるサブグループの標本数が5人や10人になってしまったら、検定で有意な差を出すのはとても難しくなりますよね。

Ⓢ　そうか…全体では十分な標本数があっても、細かく分けすぎたり、分け方に偏りがあると、どこかで標本数がとても小さいグループが出てきてしまいますね。

Ⓐ　今お話ししたのは、細かく分けすぎて有意差が出にくくなってしまう問題ですが、逆の問題もあります。

Ⓢ　逆の問題？

Ⓐ　こちらの方が、すぐ前にお話しした「検定の繰り返し」に近いかも知れません。例えば標本全体を対象にした比較で有意差が出なかったときに、男性と女性で分けてサブグループ解析をやってみる。それでも有意差が出なかったから、今度は高齢者とそれ以外に分けて解析。また出なかったら、既往症のある人と内人で分けて…などなど、考えつくものすべてでグループ分けをしてみて、有意になったものだけを拾い上げてくるような解析をしてしまうことがあります。

Ⓢ　さっきは複数のアウトカムだったけど、今度はアウトカムは同じで、グループ分けを繰り返すってことでしょうかね？

Ⓐ　そうですね。ひどい場合には、「さまざまなアウトカムについて、ありとあらゆるサブグループを設定して統計解析した」なんて事もできてしまいます。こうなると、まったく差がなくても、きっとどこかで有意差は出てしまうでしょう。

Ⓢ　アウトカムの数とサブグループの数、かけ算したら相当な回数の解析になっちゃいますね。

Ⓐ　はい。ですから、サブグループ解析を行う際にも、先ほどと同じ点に気を付ける必要があります。

Ⓢ　研究を始める前に決めておくべき、ってことですね？

Ⓐ　その通りです！　逆に論文を読むときなども、注意が必要ですよ。

Ⓢ　どういうことでしょうか？

■サブグループの解析手法も 解析する前に決める

12.3 「いいとこ取り」には要注意!

A プライマリ・アウトカムで有意差が出ていないときに、セカンダリ・アウトカムで有意差が出たり、どこかのサブグループで有意差が出た。本来はプライマリ・アウトカムで差が出なかったことをしっかり触れないといけないんですが、有意差が出たところだけが「一人歩き」してしまって、あたかも試験全体でも有意差が出たように伝えられてしまうことが、少なくありません。

S それこそまさに、いいとこ取りですね。

A はい。でも、たまたま目にした「良い結果」が、研究のプライマリ・アウトカムだったのか、それともいいとこ取りをして発掘されたセカンダリ・アウトカムもしくはサブグループ解析の結果なのかは、元の論文を読まないとわからないですよね。

S あ、そうですね…正しく判断するためには、又聞きではだめで、元の論文に当たらないとダメってことですね。

A その通りです。「おかしいな?」と思ったら、なるべく元の論文をチェックすることです。
　私自身が最近経験した例では、ある薬について「○○病に対する効果が期待される。実際○○の研究で**1年間の有効性が明らかになっている。**…」なんて文章があったんですね。ところが、検索してみると○○病に対する効果については、ネガティブな研究ばかりヒットする。

S ネガティブってのは、効かないってことですよね?

A はい。それで「○○の研究」の原文を当たってみますと、「**3年間での効果をプライマリ・アウトカムとして解析した。1年間までは薬はプラセボより有効だったが、3年目ではプラセボと差はなかった**」という結果だったんです。「**○○病に対する効果は小さいと考えられる**」と結論づけられていましたね。

S えー!?　正反対ですね…

A そうですよね。でも、「1年間の有効性が明らかに…」も、ウソとは言えないから厄介なところです。怪しいなと思ったら、できる限り原論文を当たってみる。面倒に思えるかも知れませんが、大切なことなんですよ。

S わかりました!

(A) とくに研究発表そのものではなくて、二次情報として新聞や雑誌、ネットなどで報じられる場合、**全体の結果の中で「ニュースになりそうな」部分だけが一人歩きしがちなので、さらに注意が必要**です。

(S) ニュースになりそうな部分？

(A) 当然なことですが、「○○が××病に効果があった」「○○が××病の発症に影響する」という結果の方が、「○○は××病には効果がなかった」「○○は××病には影響しない」という結果よりも人目を引きますよね。

(S) そうですね。確かに…

(A) ですから、良い結果が出た部分だけを引用してきたり、**点推定値でなく信頼区間の端の値だけを引っ張って報じる**ような例も、残念ながら目にします。

(S) 端だけを引っ張ってくる？

(A) たとえば、相対リスクの点推定値が 1.15、信頼区間が 1.05 から 1.45 だったとしましょう。このときに、上側信頼限界の 1.45 だけとって、「××病にかかる可能性が最大で 45% 増加！」などと報じてしまうんですね。これに、相対リスクと絶対リスクの混同が加わりますと、**「本当の影響」と「記事を読んだときの見かけの影響」の差は、どんどん広がってしまいます。**

(S) 「10 万人あたり 1 人」が「10 万人当たり 1.05 − 1.45 人」になるだけなのが、「45%増える！」になってしまうんですね。

(A) はい。上側信頼限界とは言え、実際に書いてある値ですから、ウソとはいえないのが難しいところです。このような「一見数値データに基づいた」情報は、相当注意して扱わないと、とんでもない誤解をすることになります。読むときは、気を付けましょう。

(S) はーい！

12.4　回帰係数の「新しいワナ」

(A) 前回の本で、相関係数や回帰係数の検定を行う場合は、p 値の扱いにとくに要注意とのお話をしました。

(S) p 値はあくまで「相関係数ゼロ」「回帰係数ゼロ」の帰無仮説から計算される値だから、**p 値が小さくても「相関が強い」「因果関**

係あり」なんてことは言えない、って話ですよね？

A そうですね。極端にいえば、相関係数が 0.001 とか、回帰係数が 0.0001 だったとしても、**標本数を増やしていけば、p 値はいくらでも小さくできます**。棄却できたときに言えることは、「ゼロではない」であって「強い相関がある」ではないので、気を付けましょう。

■p 値の大小と相関の強弱は無関係

S 重回帰やロジスティック回帰でも、同じ事が言えますか？

A もちろんです。重回帰でもロジスティック回帰でも、ソフトを使って計算すると必ず p 値が出てきますが、p 値＜ 0.05 で有意だったとしても、重回帰ならば「偏回帰係数がゼロではない」ロジスティック回帰ならば「ロジスティック回帰係数がゼロではない・オッズ比が 1 ではない」ことを示しているだけで、注意しましょう。

S はい！ p 値どうしの大小比較も、ダメですね？

A よく覚えていてくれました！ その通り、p 値の大小比較、とくに両者とも 0.05 を下回っているときの大小比較は、あまり意味がありません。

S p 値はあくまで、「帰無仮説のもとで、実験結果のようなできごとが起こる確率」でしかないってことですよね。

A はい。ですので、因果の強弱や、関連の強弱は何も言えません。とりわけ重回帰やロジスティック回帰の場合には、同じ表に複数の p 値が出てきますので、ついつい比べたくなってしまうんですが、「我慢」しましょう。

S わかりました！ このあたりの原則は、単回帰のときと同じなんですね。

A もちろんです。重回帰もロジスティック回帰も変数が増えたり形が変わったりしただけですから、原則は一緒です。ただし、もうすこし注意点があります。

S どんなことでしょう？

A 単回帰だと回帰係数が 1 つしかないので不可能なんですが、重回帰やロジスティック回帰は、回帰係数同士で値を比較できます。例えば 5 章の重回帰でお話しした例ですと、身長の偏回帰係数が 0.045、年齢の偏回帰係数が －0.017 でした。

S 0.045 と －0.017 を比べるってことでしょうか？ 身長の方が絶対値が大きいから、影響が大きいのかな？

A どうしてもそう考えてしまうんですが、回帰係数同士の単純な大

第12章 続・統計の限界と誤用

■回帰係数の大小からは、影響の大小は直接判断できない

小比較をしても、「影響の大小」は評価できないんですね。

(S) そうなんだ…残念です。でも、どうして？

(A) 例えば身長ですが、偏回帰係数が 0.045 ってのは、あくまでセンチ単位で測ったときの値ですよね。これをメートル単位にすれば、値は 100 倍、4.5 になります。

(S) 単位を変えれば、偏回帰係数の値はいくらでも変わってしまうから、単純な大小比較はダメってことか…でも、せっかく数値化したんだから、比べたくなっちゃいますね。

(A) そうですね。相互比較ができるように、少し調整した回帰係数が定義されています。

(S) 調整？

(A) 具体的には、どの回帰係数も、ばらつき＝分散が 1 になるように調整した回帰係数です。「**標準化偏回帰係数**」と表現されます。

■標準化偏回帰係数：
分散が 1 になるように調整

(S) ばらつきを 1 に標準化したから、標準化偏回帰係数なんですね。

(A) はい。この例ですと、標準化した偏回帰係数は身長で 0.614、年齢で 0.229 となります。

(S) 標準化しても、身長の方が大きな値になりましたね。

(A) そうですね。これなら、「身長の影響・寄与が大きい」と表現できます。調整しない偏回帰係数での大小比較は、結果が逆になってしまう可能性もあるので、気を付けましょう。

(S) はーい。

12.5　統計の、その先に…アウトカムの種類

(A) 前のところで、「プライマリ・アウトカム」と「セカンダリ・アウトカム」、あるいは「主要のアウトカム」と「副次的なアウトカム」の話をしました。

(S) 研究で評価しているアウトカムのうち、最も大事なのがプライマリ・アウトカムで、それ以外がセカンダリってことでしたよね。

(A) そうですね。プライマリかセカンダリかは、その研究がどこに焦点を当てているかで決まります。ですから、ある研究のプライマリ・アウトカムが、別の研究ではセカンダリ・アウトカムになるこ

とも当然起こります。

S　どんな場合ですか？

A　例えば、ある研究は高血圧の薬の降圧効果を主眼に評価している。それなら、血圧が自然にプライマリ・アウトカムになりますよね。ところが別の研究は、高血圧の薬の心筋梗塞の予防効果を評価していた。このときは、心筋梗塞発症の有無がプライマリ・アウトカムになって、血圧はセカンダリ・アウトカムになります。

S　なるほど、何が一番大事な評価項目かは研究によって違うから、研究が変わればプライマリ・アウトカムも変わるんですね。

A　その通りです。このように「プライマリ」と「セカンダリ」は研究によって変わるんですが、アウトカムにはもう1つの分類があります。

S　もうひとつの分類？

A　真のアウトカムと、代理のアウトカムの2つに分類します。

S　真のアウトカム？　不思議な表現ですね。

A　真のアウトカムは、「嬉しさがわかるアウトカム」、例えば救命や生存年数、心筋梗塞の発症などが含まれます。

S　「嬉しさがわかる」のは、「実感できる」みたいな意味でしょうか？

A　そうですね。命が助かるとか、長生きできるというのは、誰にでも実感できます。心筋梗塞の発症もそうですね。

S　救命や長生きは嬉しいけど、心筋梗塞の発症は嬉しくないような…嫌なことでもいいんでしょうか？

A　はい。ちょうど「リスク」の定義と似ていますが、「意味が実感できる」アウトカムであれば、善し悪しは問わず真のアウトカムになります。

S　わかりました。じゃあ、代理のアウトカムは、実感できないアウトカムでしょうか？

A　「実感できない」アウトカム、あるいは「測ってみて初めてわかるアウトカム」と考えれば良いかもしれません。血圧値とかコレステロール値のような、多くの臨床検査値がこれに含まれます。

S　血圧は高すぎたり低すぎたりしたら、わかるかも知れないけど、コレステロール値は測らないとまずわからないですね。

第12章　続・統計の限界と誤用

(A) そうですね。「血圧が下がった」「コレステロールが下がった」ことを、測定値なしに実感することはとても難しいです。このようなアウトカムが、代理のアウトカムです。

(S) どうして、「代理」なんですか？

(A) 臨床的には、真のアウトカムのほうが重要なのは言うまでもありません。ですが、救命や長生きなんかは、なかなか測定できないこともある。そこで、真のアウトカムの「代理」に、測りやすい血圧やコレステロールのような「代理のアウトカム」を測る…という意味です。

(S) なるほど、真のアウトカムの代理ってことなんですね。

(A) はい。一般的には、真のアウトカムは「意味は実感できるが、測定はより困難」、代理のアウトカムは「意味は実感しにくいが、測定はより容易」といえます。高血圧の薬の評価をする際にその延命効果や心筋梗塞予防効果を測るのは、かなり時間もかかるでしょうし、なかなか難しいです。しかし降圧効果すなわち血圧の変動ならば、実感できない代わりに測定は簡単かつ短期間でできますよね。

(S) たしかに、血圧の測定なら、すぐに結果が出そうですね。

(A) 簡単に評価ができる分、研究の数も代理のアウトカムの方が多くなります。ただ「代理」である以上は結果を吟味する際に、「真のアウトカム」との関連をしっかり評価する必要があります。

(S) 血圧が下がれば、心筋梗塞や脳卒中のリスクが減るとか、その結果として延命できるとかですね？

(A) はい。定性的にはその通りなんですが、せっかく数字を扱う統計のお話をしているので、この部分も数字で議論できるようになると、なおいいですね。

(S) 確かに、血圧についてしっかり数字データを出しているのに、そこから先が定性的な話になってしまうと、なんとなくもったいない気がします。

(A) 「もったいない」と思えるようになったら、素晴らしいです！
「血圧が下がると、心筋梗塞のリスクが〇%から×%まで減る」のようなところまで議論ができると、とても有用な情報になりますね。いつもそこまで考えるのはやや難しいことですけど、代理のアウトカムを評価している論文を見るときは、常に「後にある真のアウトカムとの関係」を意識するようにしましょう。

真のアウトカム (生存年数など)	実感可能だが、測定は難しい
代理のアウトカム (血圧など)	実感できないが、測定は簡単

12.6 おわりに

(A) ちょっと重めの話も含めて 11 回、お話をしてきました。おつかれさまでした！

(S) だんだん高度な話が出てきて、ちょっとバテ気味でしたけど、なんとか最後までたどり着けて、よかったです。

(A) 今回お話ししたことを、全て理解する必要はありませんし、手計算の方法をマスターする必要もないと思います。より大切なのは、「どうしてこの場合にこの手法を使っていいのか？」「どうして、この場合にはダメなのか」を理解して頂くことです。

(S) 手法の中身よりも、手法を使ってよい場合とダメな場合を理解するってことですね。

(A) はい。もちろん使っていいかどうかを判断する際に、手法の中身を少しでも理解していると、判断ミスを起こす可能性を小さくできます。右も左もわからずに統計ソフトのボタンを押すよりは、本当に基礎的な部分だけでも手法の中身がわかっていれば、データの解釈もより簡単にできると思います。

(S) だいぶ怪しいですけど、なんとなくなら、中身の部分もわかってきた気がします。

(A) 完全にわかる必要はありませんから、それこそ「わかってきたかも」でも十分プラスになります。前のまとめでもお話しした通り、高度な手法もかみ砕いていけば、結局は単純な方法に行き着けます。そのとき、単純な方法の原理を少しわかっていれば、理解のスピードはずいぶん変わりますよ。

(S) そうですね。また、わからなかったら、質問させてください！

(A) ぜひ、待ってます。また来て下さいね！

付表 1　F 分布表

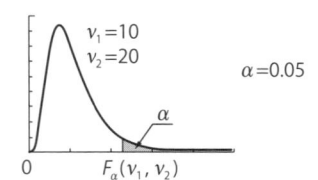

自由度 ν_1（ニュー），ν_2 の F 分布について $\alpha = 0.05$ に対応する F の値を与える

ν_2 \ ν_1	1	2	3	4	5	6	7	8	9
1	161.448	199.500	215.707	224.583	230.162	233.986	236.768	238.883	240.543
2	18.513	19.000	19.164	19.247	19.296	19.330	19.353	19.371	19.385
3	10.128	9.552	9.277	9.117	9.013	8.941	8.887	8.845	8.812
4	7.709	6.944	6.591	6.388	6.256	6.163	6.094	6.041	5.999
5	6.608	5.786	5.409	5.192	5.050	4.950	4.876	4.818	4.772
6	5.987	5.143	4.757	4.534	4.387	4.284	4.207	4.147	4.099
7	5.591	4.737	4.347	4.120	3.972	3.866	3.787	3.726	3.677
8	5.318	4.459	4.066	3.838	3.687	3.581	3.500	3.438	3.388
9	5.117	4.256	3.863	3.633	3.482	3.374	3.293	3.230	3.179
10	4.965	4.103	3.708	3.478	3.326	3.217	3.135	3.072	3.020
11	4.844	3.982	3.587	3.357	3.204	3.095	3.012	2.948	2.896
12	4.747	3.885	3.490	3.259	3.106	2.996	2.913	2.849	2.796
13	4.667	3.806	3.411	3.179	3.025	2.915	2.832	2.767	2.714
14	4.600	3.739	3.344	3.112	2.958	2.848	2.764	2.699	2.646
15	4.543	3.682	3.287	3.056	2.901	2.790	2.707	2.641	2.588
16	4.494	3.634	3.239	3.007	2.852	2.741	2.657	2.591	2.538
17	4.451	3.592	3.197	2.965	2.810	2.699	2.614	2.548	2.494
18	4.414	3.555	3.160	2.928	2.773	2.661	2.577	2.510	2.456
19	4.381	3.522	3.127	2.895	2.740	2.628	2.544	2.477	2.423
20	4.351	3.493	3.098	2.866	2.711	2.599	2.514	2.447	2.393
21	4.325	3.467	3.072	2.840	2.685	2.573	2.488	2.420	2.366
22	4.301	3.443	3.049	2.817	2.661	2.549	2.464	2.397	2.342
23	4.279	3.422	3.028	2.796	2.640	2.528	2.442	2.375	2.320
24	4.260	3.403	3.009	2.776	2.621	2.508	2.423	2.355	2.300
25	4.242	3.385	2.991	2.759	2.603	2.490	2.405	2.337	2.282
26	4.225	3.369	2.975	2.743	2.587	2.474	2.388	2.321	2.265
27	4.210	3.354	2.960	2.728	2.572	2.459	2.373	2.305	2.250
28	4.196	3.340	2.947	2.714	2.558	2.445	2.359	2.291	2.236
29	4.183	3.328	2.934	2.701	2.545	2.432	2.346	2.278	2.223
30	4.171	3.316	2.922	2.690	2.534	2.421	2.334	2.266	2.211
31	4.160	3.305	2.911	2.679	2.523	2.409	2.323	2.255	2.199
32	4.149	3.295	2.901	2.668	2.512	2.399	2.313	2.244	2.189
33	4.139	3.285	2.892	2.659	2.503	2.389	2.303	2.235	2.179
34	4.130	3.276	2.883	2.650	2.494	2.380	2.294	2.225	2.170
35	4.121	3.267	2.874	2.641	2.485	2.372	2.285	2.217	2.161
36	4.113	3.259	2.866	2.634	2.477	2.364	2.277	2.209	2.153
37	4.105	3.252	2.859	2.626	2.470	2.356	2.270	2.201	2.145
38	4.098	3.245	2.852	2.619	2.463	2.349	2.262	2.194	2.138
39	4.091	3.238	2.845	2.612	2.456	2.342	2.255	2.187	2.131
40	4.085	3.232	2.839	2.606	2.449	2.336	2.249	2.180	2.124
41	4.079	3.226	2.833	2.600	2.443	2.330	2.243	2.174	2.118
42	4.073	3.220	2.827	2.594	2.438	2.324	2.237	2.168	2.112
43	4.067	3.214	2.822	2.589	2.432	2.318	2.232	2.163	2.106
44	4.062	3.209	2.816	2.584	2.427	2.313	2.226	2.157	2.101
45	4.057	3.204	2.812	2.579	2.422	2.308	2.221	2.152	2.096
46	4.052	3.200	2.807	2.574	2.417	2.304	2.216	2.147	2.091
47	4.047	3.195	2.802	2.570	2.413	2.299	2.212	2.143	2.086
48	4.043	3.191	2.798	2.565	2.409	2.295	2.207	2.138	2.082
49	4.038	3.187	2.794	2.561	2.404	2.290	2.203	2.134	2.077
50	4.034	3.183	2.790	2.557	2.400	2.286	2.199	2.130	2.073
60	4.001	3.150	2.758	2.525	2.368	2.254	2.167	2.097	2.040
80	3.960	3.111	2.719	2.486	2.329	2.214	2.126	2.056	1.999
120	3.920	3.072	2.680	2.447	2.290	2.175	2.087	2.016	1.959
240	3.880	3.033	2.642	2.409	2.252	2.136	2.048	1.977	1.919
∞	3.841	2.996	2.605	2.372	2.214	2.099	2.010	1.938	1.880

第 4 章の ANOVA では「要因の自由度」が横軸 ν_1，「誤差の自由度」が縦軸 ν_2 に相当

10	15	20	30	40	60	120	∞	v_1 / v_2
241.882	245.950	248.013	250.095	251.143	252.196	253.253	254.314	1
19.396	19.429	19.446	19.462	19.471	19.479	19.487	19.496	2
8.786	8.703	8.660	8.617	8.594	8.572	8.549	8.526	3
5.964	5.858	5.803	5.746	5.717	5.688	5.658	5.628	4
4.735	4.619	4.558	4.496	4.464	4.431	4.398	4.365	5
4.060	3.938	3.874	3.808	3.774	3.740	3.705	3.669	6
3.637	3.511	3.445	3.376	3.340	3.304	3.267	3.230	7
3.347	3.218	3.150	3.079	3.043	3.005	2.967	2.928	8
3.137	3.006	2.936	2.864	2.826	2.787	2.748	2.707	9
2.978	2.845	2.774	2.700	2.661	2.621	2.580	2.538	10
2.854	2.719	2.646	2.570	2.531	2.490	2.448	2.404	11
2.753	2.617	2.544	2.466	2.426	2.384	2.341	2.296	12
2.671	2.533	2.459	2.380	2.339	2.297	2.252	2.206	13
2.602	2.463	2.388	2.308	2.266	2.223	2.178	2.131	14
2.544	2.403	2.328	2.247	2.204	2.160	2.114	2.066	15
2.494	2.352	2.276	2.194	2.151	2.106	2.059	2.010	16
2.450	2.308	2.230	2.148	2.104	2.058	2.011	1.960	17
2.412	2.269	2.191	2.107	2.063	2.017	1.968	1.917	18
2.378	2.234	2.155	2.071	2.026	1.980	1.930	1.878	19
2.348	2.203	2.124	2.039	1.994	1.946	1.896	1.843	20
2.321	2.176	2.096	2.010	1.965	1.916	1.866	1.812	21
2.297	2.151	2.071	1.984	1.938	1.889	1.838	1.783	22
2.275	2.128	2.048	1.961	1.914	1.865	1.813	1.757	23
2.255	2.108	2.027	1.939	1.892	1.842	1.790	1.733	24
2.236	2.089	2.007	1.919	1.872	1.822	1.768	1.711	25
2.220	2.072	1.990	1.901	1.853	1.803	1.749	1.691	26
2.204	2.056	1.974	1.884	1.836	1.785	1.731	1.672	27
2.190	2.041	1.959	1.869	1.820	1.769	1.714	1.654	28
2.177	2.027	1.945	1.854	1.806	1.754	1.698	1.638	29
2.165	2.015	1.932	1.841	1.792	1.740	1.683	1.622	30
2.153	2.003	1.920	1.828	1.779	1.726	1.670	1.608	31
2.142	1.992	1.908	1.817	1.767	1.714	1.657	1.594	32
2.133	1.982	1.898	1.806	1.756	1.702	1.645	1.581	33
2.123	1.972	1.888	1.795	1.745	1.691	1.633	1.569	34
2.114	1.963	1.878	1.786	1.735	1.681	1.623	1.558	35
2.106	1.954	1.870	1.776	1.726	1.671	1.612	1.547	36
2.098	1.946	1.861	1.768	1.717	1.662	1.603	1.537	37
2.091	1.939	1.853	1.760	1.708	1.653	1.594	1.527	38
2.084	1.931	1.846	1.752	1.700	1.645	1.585	1.518	39
2.077	1.924	1.839	1.744	1.693	1.637	1.577	1.509	40
2.071	1.918	1.832	1.737	1.686	1.630	1.569	1.500	41
2.065	1.912	1.826	1.731	1.679	1.623	1.561	1.492	42
2.059	1.906	1.820	1.724	1.672	1.616	1.554	1.485	43
2.054	1.900	1.814	1.718	1.666	1.609	1.547	1.477	44
2.049	1.895	1.808	1.713	1.660	1.603	1.541	1.470	45
2.044	1.890	1.803	1.707	1.654	1.597	1.534	1.463	46
2.039	1.885	1.798	1.702	1.649	1.591	1.528	1.457	47
2.035	1.880	1.793	1.697	1.644	1.586	1.522	1.450	48
2.030	1.876	1.789	1.692	1.639	1.581	1.517	1.444	49
2.026	1.871	1.784	1.687	1.634	1.576	1.511	1.438	50
1.993	1.836	1.748	1.649	1.594	1.534	1.467	1.389	60
1.951	1.793	1.703	1.602	1.545	1.482	1.411	1.325	80
1.910	1.750	1.659	1.554	1.495	1.429	1.352	1.254	120
1.870	1.708	1.614	1.507	1.445	1.375	1.290	1.170	240
1.831	1.666	1.571	1.459	1.394	1.318	1.221	1.000	∞

付表2　ウィルコクソン順位和検定

（両側 P 値 ＝ 0.05）

n_L	\multicolumn{6}{c}{n_s（小さい方の標本の観察値の数）}					
	4	5	6	7	8	9
4	10～26	16～34	23～43	31～53	40～64	49～77
5	11～29	17～38	24～48	33～58	42～70	52～83
6	12～32	18～42	26～52	34～64	44～76	55～89
7	13～35	20～45	27～57	36～69	46～82	57～96
8	14～38	21～49	29～61	38～74	49～87	60～102
9	14～42	22～53	31～65	40～79	51～93	62～109
10	15～45	23～57	32～70	42～84	53～99	65～115
11	16～48	24～61	34～74	44～89	55～105	68～121
12	17～51	26～64	35～79	46～94	58～110	71～127
13	18～54	27～68	37～83	48～99	60～116	73～134
14	19～57	28～72	38～88	50～104	62～122	76～140
15	20～60	29～76	40～92	52～109	65～127	79～146

n_L	10	11	12	13	14	15
4	60～90	72～104	85～119	99～135	114～152	130～170
5	63～97	75～112	89～127	103～144	118～162	134～181
6	66～104	79～119	92～136	107～153	122～172	139～191
7	69～111	82～127	96～144	111～162	127～181	144～201
8	72～118	85～135	100～152	115～171	131～191	149～211
9	75～125	89～142	104～160	119～180	136～200	154～221
10	78～132	92～150	107～169	124～188	141～209	159～231
11	81～139	96～157	111～177	128～197	145～219	164～241
12	84～146	99～165	115～185	132～206	150～228	169～251
13	88～152	103～172	119～193	136～215	155～237	174～261
14	91～159	106～180	123～201	141～223	160～246	179～271
15	94～166	110～187	127～209	145～232	164～256	184～281

(両側 P 値 = 0.01)

	n_s（小さい方の標本の観察値の数）					
n_L	4	5	6	7	8	9
4	—	—	21〜45	28〜56	37〜67	46〜80
5	—	15〜40	22〜50	29〜62	38〜74	48〜87
6	10〜34	16〜44	23〜55	31〜67	40〜80	50〜94
7	10〜38	16〜49	24〜60	32〜73	42〜86	52〜101
8	11〜48	17〜53	25〜65	34〜78	43〜93	54〜108
9	11〜45	18〜57	26〜70	35〜84	45〜99	56〜115
10	12〜48	19〜61	27〜75	37〜89	47〜105	58〜122
11	12〜52	20〜65	28〜80	38〜95	49〜111	61〜128
12	13〜55	21〜69	30〜84	40〜100	51〜117	63〜135
13	13〜59	22〜73	31〜89	41〜106	53〜123	65〜142
14	14〜62	22〜78	32〜94	43〜111	54〜130	67〜149
15	15〜65	23〜82	33〜99	44〜117	56〜136	69〜156

n_L	10	11	12	13	14	15
4	57〜93	68〜108	81〜123	94〜140	109〜157	125〜175
5	59〜101	71〜116	84〜132	98〜149	112〜168	128〜187
6	61〜109	73〜125	87〜141	101〜159	116〜178	132〜198
7	64〜116	76〜133	90〜150	104〜169	120〜188	136〜209
8	66〜124	79〜141	93〜159	108〜178	123〜199	140〜220
9	68〜132	82〜149	96〜168	111〜188	127〜209	144〜231
10	71〜139	84〜158	99〜177	115〜197	131〜219	149〜241
11	73〜147	87〜166	102〜186	118〜207	135〜229	153〜252
12	76〜154	90〜174	105〜195	122〜216	139〜239	157〜263
13	79〜161	93〜182	109〜203	125〜226	143〜249	162〜273
14	81〜169	96〜190	112〜212	129〜235	147〜259	166〜284
15	84〜176	99〜198	115〜221	133〜244	151〜269	171〜294

索引

● 欧 字

ANOVA	42
ARR	15
AUC	161
Coxの比例ハザードモデル	99
EBM	174
ERR	14
F値	41
Logit	70
NNT	17
PECO	171
RMSE	57
ROC曲線	161
RR	14
RRR	14

● ギリシャ

α エラー	24
β エラー	24

● ア 行

アウトカム	28, 173
閾値	158
一元配置分散分析	35
一次アウトカム	185
陰性的中率	154
ウィリアムズ検定	44
ウィルコクソンの順位和検定	115
打ち切り例	87
疫学	4
応答変数	50
オッズ	13, 72
オッズ比	9, 72

● カ 行

介入	173
過剰相対リスク	14
カテゴリカルデータの順位和検定	132
カプラン=マイヤー法	92
感度	153
クラスカル=ウォリスのH検定	123
群間平方和	38
群内平方和	39
決定係数	57
研究デザイン	175
検出力	110
誤差の標準偏差	57

● サ 行

最頻値	114
しきい値	158
重回帰	50
自由度	40
自由度調整R2乗	57
主要アウトカム	185
推定値の標準誤差	57
ステップワイズ法	62
スピアマンの順位相関係数	142
生存曲線	88
生存時間解析	86
生存分析（ノンパラメトリック）	143
セカンダリ・アウトカム	29, 185
絶対リスク減少	15
説明変数	50
線形重回帰	51
相対危険度	14
相対リスク	14

相対リスク減少	14	標準化偏回帰係数	190
総平均	37	副次的アウトカム	185
総平方和	37	プライマリ・アウトカム	29, 185
		プライマリ・エンドポイント	29

●タ 行

第一種の誤り	24	分散分析	35, 36
対照	173	平均平方	41
第二種の誤り	24	偏回帰係数	52
多重線形回帰	51	変数減少法	62
多重相関係数	57	変数増加法	62
多重比較	26, 33	変数増減法	62
多重比較法	27	偏相関係数	52
ダネットの方法	43	ボンフェローニ補正	27, 33
中央値	112		
調整済みオッズ比	74	●マ 行	
調整済み R2 乗	57	マン=ホイットニーの U 検定	123
治療必要人数	18		
テューキーの方法	43	●ヤ 行	
特異度	153	陽性的中率	154
		有病率	6

●ナ 行

二次アウトカム	185	●ラ 行	
ノンパラメトリック検定	109	罹患率	7
		リスク	13
●ハ 行		リスク比	9, 14
曝露	173	率	7
ハザード関数	100	ログランク検定	94, 144
外れ値	110	ロジスティック回帰	70
パラメトリック検定	109	ロジット	70
比	8		
ピアソンの相関係数	142	●ワ 行	
		割合	5

五十嵐 中 (いがらし・あたる)

1979 年東京都生まれ。
2002 年 3 月東京大学薬学部卒業。2008 年 3 月東京大学大学院薬学系研究科博士後期課程修了。
2008 年 4 月、同大学院特任助教に着任。
2015 年 10 月より、同大学院特任准教授。
2019 年 2 月より、横浜市立大学准教授、東京大学大学院薬学系研究科客員准教授（現職）。

2010 年 7 月より、一般社団法人 医療経済評価総合研究所 代表。

専門は医療統計学・医療経済学・薬剤経済学。ふだんの研究テーマは、「くすりの費用対効果」。
統計・医療制度・薬事制度・医療経済などなど、どこの大学で何の講義をしても、
「予備校みたいですね」と評価（？）される。

佐條 麻里 (さじょう・まり)

1985 年東京都生まれ。
2008 年 3 月東京理科大学薬学部卒業。2013 年 3 月東京大学大学院薬学系研究科博士後期課程修了。
2013 年 4 月より、マウントサイナイ医科大学博士研究員として、脳の発達について、研究。
2017 年よりコンサルタントとして起業。

髙瀬 義昌 (たかせ・よしまさ)

1956 年神戸市生まれ。
1984 年信州大学医学部卒業。麻酔科、小児科研修を経て以来、
包括的医療・日本風の家庭医学・家族療法を模索する中、
民間病院小児科部長、民間病院院長などを経験。
2004 年東京都大田区に在宅を中心とした「たかせクリニック」を開業。
認知症などの画像解析、社会ソリューションを学ぶため
東京医科大学茨城医療センターで週 1 回外来診療をおこなっている。

財団法人　日米医学医療交流財団　常務理事
IT ヘルスケア学会　常任理事
一般財団法人　杉浦地域医療振興財団　理事

装幀　岡 孝治＋椋本完二郎
本文デザイン　カレイシュ
DTP　㈱山陽堂

わかってきたかも!?「医療統計（いりょうとうけい）」

2012 年 5 月 25 日　第 1 刷発行
2022 年 5 月 25 日　第 6 刷発行

著　者　五十嵐 中・佐條 麻里・髙瀬 義昌

発行所　東京図書株式会社
〒 102-0072　東京都千代田区飯田橋 3-11-19
振替 00140-4-13803　電話 03 (3288) 9461
URL　http://www.tokyo-tosho.co.jp/

© IGARASHI Ataru & SAJO Mari & TAKASE Yoshimasa　2012 Printed in Japan

ISBN 978-4-489-02127-5